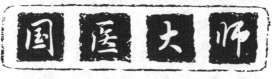

国医大师

专科专病用方经验（第1辑）

——心脑病分册

主　编　宁泽璞　蔡铁如　李　霞

副主编　刘　芳　伍大华

中国中医药出版社

·北京·

图书在版编目（CIP）数据

国医大师专科专病用方经验. 第 1 辑. 心脑病分册 / 宁泽璞，蔡铁如，李霞主编. —北京：中国中医药出版社，2015.10（2021.12重印）

ISBN 978-7-5132-2487-1

Ⅰ. ①国…　Ⅱ. ①宁…　②蔡…　③李…　Ⅲ. ①心脏血管疾病—验方—汇编　②脑血管疾病—验方—汇编　Ⅳ. ① R289.5

中国版本图书馆 CIP 数据核字（2015）第 099859 号

中 医 药 出 版 社 出 版

北京经济技术开发区科创十三街31号院二区8号楼

邮政编码　100176

传真　010 64405721

保定市西城胶印有限公司印刷

各地新华书店经销

＊

开本 880×1230　1/32　印张 10.25　字数 231 千字

2015 年 10 月第 1 版　2021 年 12 月第 2 次印刷

书号　ISBN 978-7-5132-2487-1

＊

定价 35.00 元

网址　www.cptcm.com

《国医大师专科专病用方经验（第1辑）》
——心脑病分册

编委会

国医大师
专科专病用方经验

九九叟朱良春题

乙未春

国医大师朱良春教授题

辑名家经验
传大师精兼

为《国医大师专科专病
用方经验》出版题

刘祖贻
乙未季夏七月

首届国医大师基本情况

（按姓氏笔画排名）

1. **王玉川**，男，汉族，1923年9月出生，北京中医药大学主任医师、教授，1943年3月起从事中医临床工作，为"首都国医名师"。

2. **王绵之**，男，汉族，1923年10月出生，北京中医药大学主任医师、教授，1942年1月起从事中医临床工作，为全国老中医药专家学术经验继承工作指导老师、"首都国医名师"，国家级非物质文化遗产传统医药项目代表性传承人。

3. **方和谦**，男，汉族，1923年12月出生，首都医科大学附属北京朝阳医院主任医师、教授，1948年8月起从事中医临床工作，全国老中医药专家学术经验继承工作指导老师、"首都国医名师"。

4. **邓铁涛**，男，汉族，1916年11月出生，广州中医药大学主任医师、教授，1938年9月起从事中医临床工作，为全国老中医药专家学术经验继承工作指导老师、广东省名老中医，国家级非物质文化遗产传统医药项目代表性传承人。

5. **朱良春**，男，汉族，1917年8月出生，南通市中医院主任医师、教授，1939年1月起从事中医临床工作，为全国老中医药专家学术经验继承工作指导老师、江苏省名中医。

6. **任继学**，男，汉族，1926年1月出生，长春中医药大学附属医院主任医师，1945年4月起从事中医临床工作，为全国老中医药专家学术经验继承工作指导老师、吉林省名老中医。

7. **苏荣扎布**，男，蒙古族，1929年12月出生，内蒙古医学院主任医师、教授，1949年5月起从事蒙医临床工作，全国老中医药专家学术经验继承工作指导老师、自治区名蒙医。

8. 李玉奇，男，汉族，1917 年 8 月出生，辽宁中医药大学附属医院主任医师，1939 年 3 月起从事中医临床工作，为全国老中医药专家学术经验继承工作指导老师。

9. 李济仁，男，汉族，1931 年 1 月出生，皖南医学院附属弋矶山医院主任医师、教授，1948 年 11 月起从事中医临床工作，为全国老中医药专家学术经验继承工作指导老师、安徽省名老中医。

10. 李振华，男，汉族，1924 年 11 月出生，河南中医学院主任医师、教授，1943 年 3 月起从事中医临床工作，为全国老中医药专家学术经验继承工作指导老师。

11. 李辅仁，男，汉族，1919 年 6 月出生，卫生部北京医院主任医师，1941 年起从事中医临床工作，为全国老中医药专家学术经验继承工作指导老师、"首都国医名师"。

12. 吴咸中，男，满族，1925 年 8 月出生，天津医科大学、天津市南开医院主任医师、教授，中国工程院院士，1951 年起即用中医药治疗常见病症，全国老中医药专家学术经验继承工作指导老师。

13. 何任，男，汉族，1921 年 1 月出生，浙江中医药大学主任医师、教授，1941 年 1 月起从事中医临床工作，为全国老中医药专家学术经验继承工作指导老师、浙江省名中医。

14. 张琪，男，汉族，1922 年 12 月出生，黑龙江省中医研究院主任医师，1942 年 1 月起从事中医临床工作，为全国老中医药专家学术经验继承工作指导老师、黑龙江省名老中医。

15. 张灿玾，男，汉族，1928 年 7 月出生，山东中医药大学主任医师、教授，1949 年 1 月起从事中医临床工作，为山东省名中医药专家。

16. 张学文，男，汉族，1935 年 10 月出生，陕西中医学院主任医师、教授，1953 年 5 月起从事中医临床工作，为全国老中医药专家学术经验继承工作指导老师。

17. 张镜人，男，汉族，1923 年 6 月出生，上海市第一人民医院主任医师、教授，1942 年 6 月起从事中医临床工作，全国老中医药专家学术经验继承工作指导老师、上海市名中医。

18. 陆广莘，男，汉族，1927 年 1 月出生，中国中医科学院主任医师，1948 年 10 月起从事中医临床工作，为全国老中医药专家学术经验继承工作指导老师。

19. 周仲瑛，男，汉族，1928 年 6 月出生，南京中医药大学主任医师、教授，1948 年 1 月起从事中医临床工作，为全国老中医药专家学术经验继承工作指导老师，国家级非物质文化遗产传统医药项目代表性传承人、江苏省名中医。

20. 贺普仁，男，汉族，1926 年 5 月出生，首都医科大学附属北京中医医院主任医师、教授，1948 年起从事中医临床工作，全国老中医药专家学术经验继承工作指导老师、"首都国医名师"，国家级非物质文化遗产传统医药项目代表性传承人。

21. 班秀文，男，壮族，1920 年 1 月出生，广西中医学院主任医师、教授，1940 年 9 月起从事中医临床工作，为全国老中医药专家学术经验继承工作指导老师。

22. 徐景藩，男，汉族，1928 年 1 月出生，江苏省中医院主任医师、教授，1946 年 6 月起从事中医临床工作，为全国老中医药专家学术经验继承工作指导老师、江苏省名中医。

23. 郭子光，男，汉族，1932 年 12 月出生，成都中医药大学主任医师、教授，1951 年 4 月起从事中医临床工作，为全国老中医药专家学术经验继承工作指导老师。

24. 唐由之，男，汉族，1926 年 7 月出生，中国中医科学院主任医师、研究员，1946 年起从事中医临床工作，为全国老中医药专家学术经验继承工作指导老师、"首都国医名师"。

25. 程莘农，男，汉族，1921 年 8 月出生，中国中医科学院主任医师、教授，中国工程院院士，1939 年 2 月起从事中医临床工作，为全国老中医药专家学术经验继承工作指导老师、"首都国医名师"。

26. 强巴赤列，男，藏族，1929 出生，西藏自治区藏医院主任医师，1947 年起从事藏医临床工作，为全国老中医药专家学术经验继承工作指导老师、自治区名藏医。

27. 裘沛然，男，汉族，1913 年 1 月出生，上海中医药大学主任医师、教授，1934 年 9 月起从事中医临床工作，为全国老中医药专家学术经验继承工作指导老师、上海市名中医。

28. 路志正，男，汉族，1920 年 12 月出生，中国中医科学院主任医师，1939 年 2 月起从事中医临床工作，为全国老中医药专家学术经验继承工作指导老师、"首都国医名师"，国家级非物质文化遗产传统医药项目代表性传承人。

29. 颜正华，男，汉族，1920 年 2 月，北京中医药大学主任医师、教授，1940 年 7 月起从事中医临床工作，为全国老中医药专家学术经验继承工作指导老师、"首都国医名师"，国家级非物质文化遗产传统医药项目代表性传承人。

30. 颜德馨，男，汉族，1920 年 11 月出生，同济大学附属第十人民医院主任医师，1939 年 8 月起从事中医临床工作，为全国老中医药专家学术经验继承工作指导老师、上海市名中医，国家级非物质文化遗产传统医药项目代表性传承人。

（资料摘自国家中医药管理局政府网站）

前　言

　　名老中医是中医药事业特有的智能资源，是维系中医药传承发展的中坚力量，而国医大师是名老中医的优秀代表。他们医德高尚、学术造诣精湛、实践经验丰富，代表着当代中医学术和临床发展的最高水平，是中医药学术的集中体现，是中医学发展的重要推动力。他们的学术思想、临证经验及诊疗技术是他们研读经典、博采诸家、长期临证而摸索总结出来的，是他们心血和智慧的结晶，是中医药学术的核心点和最具价值部分。正是因为有了一位位一代代名老中医药专家的学术思想和经验，才汇聚成了丰富多彩、博大精深的中医药学术宝库，才使得中医药学术之树永葆长青！中医药文化之花灿烂开放！中医药智慧之果普惠民众！中医药事业之舟破浪前行！

　　在浩如烟海的名老中医学术思想与临证经验之中，对其用方经验进行挖掘无疑是颇具临床实用价值的。"方从法立，以法统方"，名医经验用方既是其临床经验的结晶，更体现了其理、法、方、药相一致的学术思想与思维方法。因此，系统地整理研究国医大师的专科专病用方经验，将其汇编成册，公之于众，既是中医药学术传承的需要，也是广大中医药专业技术人员翘首以盼的盛事。而且经文献检索，目前对国医大师学术思想和临床经验的诸多研究中尚无系统整理国医大师们的专病专方之作。在王利广编辑的策划下，我们组织湖南省中医药研究院等单位一批中青年专家，历时两年余，系统地收集了反映首批国医大师学术思想及临证经验的学术著作、专业文章、硕博论文、专业报纸等，以中医病证为纲，以国医大师为目，进行分类整理研究，在全体编写人员的努力下，撰成《国医大师专科专病用方经验（第1辑）——心脑病分册》《国医大师专科专病用方经验—（第1辑）—肺系病分册》《国医大师专科专病用方经验（第1辑）——脾胃肝胆病分册》《国医大师专科专病用方经验（第1辑）——肾系病分册》《国医大师专科专病用方经验（第1辑）——气血津液与头身肢体病分册》系列书稿。在同一病证下，将各位国医大师（以姓氏笔画为序）独具特色的经验用方的组成、功效、主治、用法及其用药经验进行集中展示，便于读者在极短的时间内能领略国医大师们独具匠心的临证思辨方法和遣方用药技巧，去揣摩国医大师们独特的学术思想和丰富的临床经验，这是本书不同于同类著作之处和其显著特色所在。

在本书即将付梓之际，谨对书中所有引用资料的原作者、编辑者、出版者致以深深的、诚挚的谢意！向为本书出版付出辛勤劳动的所有同仁表示衷心的感谢！特别感谢国医大师朱良春教授和国医大师刘祖贻研究员为本书出版题词！由于我们的学识水平有限，加之时间较匆促，书中错误、遗漏在所难免，敬请广大读者提出宝贵意见，以便再版时修订提高！

宁泽璞　蔡铁如

甲午年深秋于岳麓山下

编写说明

　　心脑病既是当前临床常见病、多发病，也是内科急重危症的多见病种。在数千年与疾病的抗争中，中医学对于心脑病的认识不断完善，在治疗方面积累了许多宝贵经验，不仅在慢性病的调理中显示出良好疗效，在如真心痛、中风急症、厥证等急重危症的治疗中也展现了其独特优势。本书精心收集了首届国医大师治疗心悸、胸痹心痛、眩晕、中风、失眠、痴呆、痫病、癫病、狂病、厥证这10个常见心脑病的效验方，共200余首。这些效验方（以国医大师姓氏笔画排序）是国医大师们数十载学术经验的宝贵结晶，既有针对慢性病的调理方药，又辑录了多个治疗急重症的方剂。其制方严谨，用药巧妙，值得大家细心体会。书中介绍了每个方剂的组成、功效、主治、用法，并通过对方药分析、使用要点及加减变化方法等进行阐述，分析其组方思路，力图使读者在了解这些方剂之外，更能进一步掌握国医大师们对病机的独特认识及对方药的运用心得，从而更为全面地领悟其学术经验。

　　书中绝大部分方剂的药物剂量、方义分析等都来源于国医大师本人及其学术传承人的论文及专著，这是国医大师及其弟子智慧、心血的结晶，对他们所付出的辛勤劳动，在此表示衷心感谢。为保证全书体例统一，对于少数资料不完整者，编者根据临床常规及相关病例报道进行了补充。

　　对效方、验方的整理研究，涉及资料广，且因资料零散或不全，按体例要求完成资料选编难度较大，加上时间仓促，书中内容难免挂一漏万，敬请广大读者提出宝贵意见，以便再版时修订提高。

本书编委会

2015 年 6 月

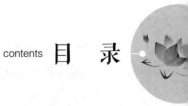

contents **目 录**

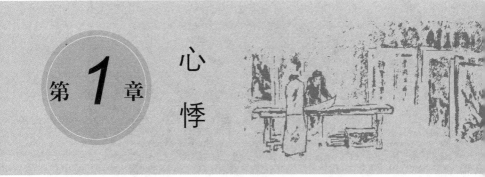

第**1**章　心悸

　　心悸是指气血阴阳亏虚，或痰饮瘀血阻滞，致心失所养，心脉不畅，心神不宁，引起心中急剧跳动、惊慌不安、不能自主为主要表现的一种病证。此病多因体质虚弱、饮食劳倦、七情所伤、感受外邪、药物中毒所致。其治疗首先当辨虚实，然后辨惊悸怔忡。虚者补之，治当补益气血，调理阴阳，配合养心安神之品；实者泻之，分别施以豁痰、化饮、活血化瘀，配合重镇安神之品。本病多虚实夹杂，治疗当攻补兼施，消补并用。现代医学中本病是多种疾病的一个症状，包括各种原因引起的心律失常，如心动过速、心动过缓、期前收缩、心房颤动或扑动、房室传导阻滞、病态窦房结综合征、预激综合征，以及心功能不全、心肌炎、部分自主神经功能紊乱等，表现以心悸为主症者，均可参照本章辨证论治。

　　本章收录了方和谦、邓铁涛、朱良春、苏荣扎布、李振华、李辅仁、何任、张琪、张学文、张镜人、周仲瑛、徐景藩、郭子光、裘沛然、路志正、颜正华、颜德馨等国医大师治疗本病的验方41首。方和谦善用滋培补益之法，以补气养血、补益中州为治；邓铁

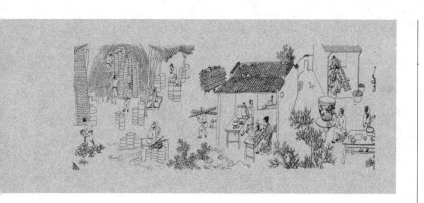

涛认为，本病多是以心阴心阳虚为本，痰瘀闭阻为标，治宜益气（或兼养阴）、化痰祛瘀、养心安神；朱良春治疗风心病（风湿性心脏病，下同）心悸、室上性心动过速等，善用和气通脉之法，重用桂枝，且注重心肝同治，以达调肝解郁、两和气阴之效；苏荣扎布认为治疗心悸应以养心益气、安心养神为治；李振华以滋补心肾之阴为主，清心肝之火为辅，并灵活运用益气健脾、养心安神、化痰通脉、益气活血、益气养阴等法；李辅仁认为对于气虚血瘀型心悸当用益气活血化瘀之法，以达强心益气、改善心功能、改善心肌代谢之效；何任巧用滋阴养血之法，以益气生津、调和血脉、镇逆平肝为治；张琪常将心悸分为血虚肝郁证、痰火扰心证、肝郁脾虚证三型，分别采用养血解郁、清心化痰、健脾疏肝等法；张学文针对病毒性心肌炎，在补益气阴基础上再辅以活血化瘀，以达养心安神、振奋心阳、通阳复脉之效；张镜人以调补阴阳之法，以达补心血、益心阳、和络脉

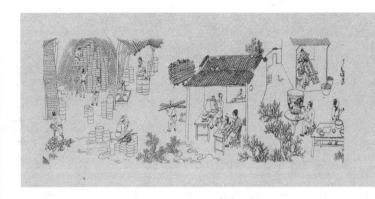

之效；周仲瑛灵活运用健脾温阳、益气养阴、活血通脉、阴阳并调等法，以达宁心安神之效；徐景藩针对盛夏炎暑所致心悸，施以清暑化湿行气以益气宁心，对心悸之气阴两亏证予以益气养阴、潜阳镇摄之药，对肝郁气滞型心悸采用疏肝化痰之法；郭子光针对心悸水肿之格阳证施以益气温阳之法，辅以利尿通阳，以达益气温阳而不燥浮火、通利小便而不伤气阴之效，或用补益气阴、清热复律法治疗心悸之气阴两虚、阳热浮亢证；裘沛然主张"异病同治"，喜用益气振阳、健脾养心等法；路志正灵活运用运脾化湿、疏肝宁心和胃之法，以达养心安神之效；颜正华常以益气补血、温补心阳、滋阴清火及活血化瘀通络等法治疗本病；颜德馨灵活运用滋阴清热、温里补阳、温经散寒等法，以达养血安神、益气活血之效。

方和谦：滋补汤

【组成】党参 12g，白术 9g，茯苓 9g，炙甘草 6g，熟地黄 12g，白芍 9g，当归 9g，肉桂 3g，陈皮 6g，木香 6g，大枣 4 枚。

【功效】助阳补气，养血和营，培补疏利。

【主治】气血两虚型心悸。症见胸闷胸痛，气短乏力，心慌心悸，尤以活动后明显加重，易汗，下肢浮肿，舌淡，脉虚细不齐。

【用法】每日 1 剂，水煎，分 2 次服。

【经验】本方是在八珍汤的基础上去川芎，加肉桂等而成，专为气血虚弱而设。其中肉桂有增强心阳、旺盛命火之功，从而使气血阴阳并补。方中药味虽平淡无奇，但配伍严谨，立法有度。全方补而不滞，滋而不腻，具有补气养血、滋阴和阳、养心健脾、益肺护肾、柔肝和胃等功效。该方顾护先、后天之本，并强调以补中州为主，具有补脾肾之气于一身，并兼疏通之性的作用。临证可入黄芪、丹参、麦冬、五味子以加强益气养阴活血之力。〔高剑虹，李文泉，范春琦，等.方和谦经验方"滋补汤"临床应用数据挖掘研究［J］.吉林中医药，2014（1）：32-34；赵铁良.方和谦运用"滋补汤"临床经验介绍［J］.编辑之友，1996（1）：3-4〕

邓铁涛：健心平律丸

【组成】太子参10g，黄芪15g，麦冬10g，竹茹9g，半夏9g，橘红4g，枳壳4.5g，丹参15g，三七9g，酸枣仁15g。

【功效】理气化痰，养心安神。

【主治】心律失常。

【用法】诸药研末为丸，每天3次，每次6g。

【经验】中医学认为，心律失常属于"心悸""怔忡"范畴，该病多由心气阴虚、痰瘀阻络、心神不宁所致，属本虚标实之证，治宜益气（或兼养阴）、化痰祛瘀、养心安神。关于痰饮内停而致本病者，历代医家均十分重视。如《金匮要略》提出水饮停聚的心悸；《血证论·怔忡》载："心中有痰者，痰入心中，阻其心气，是以心跳不安。"至于痰饮停聚的原因有心气血不足等，《证治汇补·惊悸怔忡》载："心血一虚，神气失守，神去则舍空，舍空则郁而停痰，痰居心位，此惊悸之所以肇端也。"邓老在几十年治疗心血管病的基础上，提出了"痰瘀相关"的理论，认为痰是瘀的初期阶段，瘀是痰浊的进一步发展，心悸多是以心阴心阳虚为本，痰瘀闭阻为标，以温胆汤去生姜加党参为主方治疗。健心平律丸系在此基础上加上养心安神之品而成。方中以太子参、黄芪补心气；半夏、橘红、竹茹、枳壳理气化痰；丹参、三七祛瘀；酸枣仁、麦冬养心安神。诸药合用，共奏益气化痰祛瘀、养心安神之功。〔徐志伟，彭炜，张孝娟.邓铁涛学术思想研究·第2辑［M］.北京：华夏出版社，2004，277〕

朱良春：经验方1

【组成】太子参 30g，麦冬 15g，丹参 15g，合欢皮 15g，生黄芪 15g，茯苓 15g，炙甘草 20g，玉竹 20g。

【功效】益气阴，补心体。

【主治】风心病心悸之阴阳两虚型。临床可见于心房纤颤，伴室内差异性传导。症见心悸怔忡，稍劳即气促，两颧紫红，舌尖红，苔薄，脉细数而促。

【用法】每日 1 剂，水煎，分 2 次服。

【经验】朱老认为，风心病多由于心体受损、心脉不通所致，故取太子参、合欢皮和气阴；麦冬、玉竹补心体，亦取"补而兼清"之意；丹参活血化瘀。朱老认为，心痹与风湿性心脏病颇为相似，系风、寒、湿之邪内舍于心，导致心体残损、心脉痹阻而出现的一种病证。《素问·痹论》曰："心痹者，脉不通，烦则心下鼓，暴上气而喘，嗌干善噫，厥气上则恐。"朱老认为，"脉不通"明确指出了心脉瘀阻、脉道不利乃心痹的病机，故常在心痹的治疗中佐入丹参。凡阳虚，通脉可选用桂枝、鹿角霜、鹿角片等；阴虚，须重用麦冬、玉竹等；而炙甘草无论阴虚还是阳虚均应重用。〔朱良春.风心病证治初探［J］.湖南中医学院学报，1985（1）：18-20〕

朱良春：经验方2

【组成】太子参30g，生地黄12g，麦冬15g，玉竹15g，生白芍15g，合欢皮30g，生牡蛎20g（先煎），十大功劳叶12g，炙甘草10g。

【功效】调畅肝脉，益气养阴。

【主治】阴虚型心悸。临床可见于频发室性早搏。症见心悸怔忡，不能自持，伴头晕胸闷，舌红，苔少，脉弦细。

【用法】每日1剂，水煎，分2次服。

【经验】朱老认为，情志、血脉同受心、肝两脏所主宰和调节，而心脏疾患的心悸、怔忡等症，除本脏致病外，恒与木失疏泄有关。盖气滞则血瘀，心脉失畅，怔忡、惊悸作矣。《神农本草经》曰："安五脏，和心志，令人欢乐无忧。"盖心为君主之官，心安则五脏自趋安和。因此，在治疗心悸时朱老指出须注重心肝同治，用药首选太子参、合欢皮。太子参，其用介于党参之补、沙参之润之间，其性不温不凉、不壅不滑，确系补气生津之妙品；合欢皮，性味平甘，功擅宁心悦志、解郁安神，与太子参相配伍，对于心气不足、肝郁不达之心悸怔忡有调肝解郁、两和气阴之效；炙甘草、麦冬、生地黄、玉竹益气养阴；生牡蛎潜阳。诸药合用，药中病机，故获良效。

〔周玲凤.国医大师朱良春教授治疗心悸经验［J］.中医研究，2011，24（7）：64-65〕

朱良春：经验方 3

【组成】苦参 20g，生地黄 20g，黄连 5g，丹参 15g，十大功劳叶 15g，玉竹 12g，麦冬 10g，生牡蛎 30g（先煎），炒酸枣仁 30g，炙甘草 8g。

【功效】滋阴降火，宁心安神。

【主治】心悸之肝肾阴虚证。临床可见于室上性心动过速。症见心悸怔忡，不能自持，伴头晕胸闷，舌红，苔少，脉弦细。

【用法】每日 1 剂，水煎，分 2 次服。

【经验】方用生地黄、十大功劳叶、玉竹、麦冬等滋肝肾之阴，以苦参、黄连降泻君火，更佐炒酸枣仁、生牡蛎等安神定志，镇潜浮阳。其中苦参为大苦大寒纯阴沉降之品。张寿颐之《本草正义》记载，"（苦参）退热泄降、荡涤湿火，其功效与黄连、龙胆皆相近"，而"其苦愈甚，其燥尤烈"，"较之黄连，力量益烈，近人乃不敢以入煎，盖不特畏其苦味难服，亦嫌其峻厉而避之也"。朱老认为，张氏此说诚是，但善用药者，当用其长而避其短，否则良药之功泯灭可惜哉！研究发现，苦参对多种快速性心律失常有效；且有实验表明，苦参有降低心肌收缩力、减慢心搏、延缓房性传导及降低自律性等作用。〔周玲凤 . 国医大师朱良春教授治疗心悸经验［J］. 中医研究，2011，24（7）：64-65〕

朱良春：桂枝甘草汤加味

【组成】川桂枝 10～30g（后下），炙黄芪 20g，丹参 30g，炙甘草 5g。

【功效】温阳通脉。

【主治】心悸之心阳失展、瘀阻水停证。临床可见于病态窦房结综合征。症见面浮肢肿，胸闷心悸，神疲乏力，舌质紫，苔白腻，脉细缓无力。

【用法】每日 1 剂，水煎，分 2 次服。

【经验】朱老认为，心动过缓之由总因心阳不足、心脉不通使然，一般均有心悸怔忡、胸闷气短、头晕目眩甚则昏仆、脉细缓无力或细涩或浮缓等。《伤寒论》曰："心下悸欲得按者，桂枝甘草汤主之。"故朱老以川桂枝、炙甘草、炙黄芪、丹参为基本方。川桂枝和营通阳；炙甘草既养营补虚，又宣通经脉；心阳虚者心气必虚，故用炙黄芪补气；心阳虚则营运不畅，以丹参养血活血。此四味药合用，共奏益心气、复心阳、通心脉之效。但其中关键在于桂枝的用量须打破常规。朱老用桂枝一般从 10g 开始逐步递增，常用至 24g，最多加至 30g，服至心率接近正常或口干舌燥时，则将已用剂量略减 2～3g，续服以资巩固。〔周玲凤.国医大师朱良春教授治疗心悸经验［J］.中医研究，2011，24（7）：64-65〕

苏荣扎布：七味广枣丸

【组成】广枣 450g，肉豆蔻 75g，丁香 75g，木香 75g，枫香脂 75g，沉香 75g，牛心粉 75g。

【功效】养心，益气，安神。

【主治】心悸气短，伴胸闷疼痛、心神不安、失眠健忘等症。

【用法】以上七味，粉碎成细粉，过筛，混匀。每 100g 粉末加炼蜜 80～100g，制成大蜜丸，另取朱砂粉末包衣即得。口服，每次 1 丸，每日 1～2 次。

【经验】肉豆蔻为蒙医治疗心脏赫依病（赫依为蒙医学术语，指各种生理功能的动力，赫依病指脏腑功能减退所致病症）的主药，具有镇赫依、温中消食的作用；广枣具有清心火、改善心功能的作用；丁香镇赫依、散寒温中；木香祛巴达干（巴达干是指体内一种黏液状物质，具有寒性的特征），调节体质，平气血相搏。全方共奏抑制赫依、平调体质、止痛之功。如便秘，常配用六味安消散为引；如有黄水，则配用十味白云香散为引；如有心衰水肿，则配服十六味满山红散为引。〔中华人民共和国卫生部药典委员会.中华人民共和国药典［M］.北京：人民卫生出版社，1990，357；李鹏.苏荣扎布教授治疗心脏病的经验［J］.上海中医药杂志，2006，40（10）：8-9〕

李振华：生脉散合黄连阿胶汤加减

【组成】白参 15g，麦冬 15g，玄参 12g，生地黄 15g，蒸何首乌 18g，枸杞子 15g，黄精 15g，茯神 15g，炒酸枣仁 15g，节菖蒲 10g，栀子 10g，黄连 5g，阿胶 10g，龙齿 15g，天麻 10g，炒杜仲 10g，钩藤 12g，菊花 12g，甘草 3g，鸡子黄 1 枚（药汁冲）。

【功效】滋补心肾，清火平肝。

【主治】心悸之心脾两亏证。临床可见于窦性心律不齐。症见心悸不宁，面色㿠白，神疲乏力，善太息，气短懒言，饮食后腹胀，大便溏薄，午后两足有肿胀感，舌体胖大，有齿痕，质淡红，苔薄白，脉结代。

【用法】每日 1 剂，水煎，分 2 次服。

【经验】李老认为，心悸气短而见胸闷头晕、舌质红、边尖红甚、少苔、脉沉细数，为阴虚火旺证。其病位在心肾，涉及肝，乃由心肾阴虚、心肝火旺所致。治疗以滋补心肾之阴为主，清心肝之火为辅，并安神定悸，乃愈其诸症。方由生脉散合黄连阿胶汤加减而成，白参、麦冬、玄参、生地黄、蒸何首乌、枸杞子、黄精、阿胶滋补心肾之阴，扶助正气；黄连、栀子、天麻、炒杜仲、钩藤、菊花清火平肝；茯神、炒酸枣仁、龙齿、节菖蒲安神定悸。方证相合，疗效较佳。〔郭淑云，李郑生.李振华［M］.北京：中国中医药出版社，2011，119-120〕

李振华：归脾汤加减

【组成】黄芪 20g，党参 10g，白术 10g，茯苓 15g，当归 10g，川芎 10g，远志 10g，柏子仁 15g，炒酸枣仁 15g，炙甘草 6g，桂枝 3g，五味子 10g。

【功效】补益心脾。

【主治】心悸之心脾气虚证。临床多见于窦性心动过速。症见心悸不宁，气短，胸闷，头晕，神疲乏力，舌淡，苔白，脉沉细数。

【用法】每日 1 剂，水煎，分 2 次服。

【经验】李老认为，本病多由心脾气虚，气血生化不足，心失所养而致诸症。药以黄芪、党参、白术、茯苓、炙甘草益气健脾；当归、川芎养血通脉；远志、柏子仁、炒酸枣仁安神定悸；桂枝温通血脉；五味子宁心安神。诸药相合，共奏补益心脾之功。〔郭淑云，李郑生．李振华〔M〕．北京：中国中医药出版社，2011，120-121〕

李振华：四君子汤化裁

【组成】党参 20g，白术 10g，茯苓 15g，薏苡仁 15g，木香 10g，枳壳 12g，橘红 10g，旱半夏 10g，桂枝 6g，节菖蒲 15g，丹参 15g，炙甘草 10g。

【功效】健脾益气，化痰通络。

【主治】心悸之脾胃气虚、痰浊阻滞证。临床可见于病毒性心肌炎。症见心慌不能自抑，胸中憋闷窒塞，时有胸痛，头晕，面色萎黄，神疲乏力，食欲不振，恶心欲吐，舌体胖大，苔厚腻，脉结代沉细。

【用法】每日 1 剂，水煎，分 2 次服。

【经验】李老认为，外感罹患心肌炎，表现为心悸、胸中闷痛，伴食欲不振、恶心欲吐、面色萎黄等，多为素体脾胃虚弱，营卫宗气生成不足，不能正常注入心脉所致。心脉失养，心气不足，影响心脏之搏动，其症表现固然在心，但与脾胃功能失调密切相关。因此治疗上应健脾益气补其本，化痰通络治其标，以使脉律复常，此"心脾同治"之法。方取四君子汤化裁意以党参、白术、茯苓、炙甘草、薏苡仁健脾益气，渗利水湿；橘红、旱半夏、枳壳燥湿化痰，理气降逆；桂枝温阳通脉，使血气流通，则脉始复常；丹参通行血脉，养血安神；节菖蒲化湿透窍，安神定惊；木香理气醒脾，使补而不滞。全方共奏健脾益气、养心安神、燥湿化痰之效。〔郭淑云，李郑生.李振华［M］.北京：中国中医药出版社，2011，121-122〕

李振华：生脉散合桂枝加龙骨牡蛎汤化裁

【组成】西洋参 6g（另煎），麦冬 15g，五味子 10g，白术 10g，茯苓 15g，丹参 15g，远志 10g，炒酸枣仁 15g，节菖蒲 10g，川芎 8g，桂枝 3g，白芍 12g，龙骨 15g，砂仁 8g，当归 12g，炙甘草 6g。

【功效】益气活血，养心安神。

【主治】心悸之气虚血瘀、心脉不畅证。临床可见于窦性心动过速。症见心悸胸闷，全身乏力，胃痛时作，纳差，嗳气，体倦懒言，语音低微，舌体大，边有齿痕，质淡，苔薄白，脉沉细数。

【用法】每日 1 剂，水煎，分 2 次服。

【经验】李老认为，本病多由于素体脾胃虚弱，化源不足，气阴两虚，心神失养，而致心悸诸症。药用西洋参、麦冬、五味子益气养阴补心；西洋参合白术、茯苓、炙甘草、砂仁益气健脾；龙骨、节菖蒲安神定志；川芎、丹参养血活血，安神通脉；炒酸枣仁、远志益心宁神；白芍、当归补血活血；桂枝温通心阳。全方共收益气养阴、活血安神之功。〔郭淑云，李郑生．李振华［M］.北京：中国中医药出版社，2011，122-124〕

李振华：炙甘草汤加减

【组成】红参 10g，麦冬 15g，生地黄 15g，阿胶 10g，桂枝 4g，丹参 15g，茯神 15g，炒酸枣仁 15g，节菖蒲 10g，龙齿 15g，知母 10g，火麻仁 15g，檀香 10g，炙甘草 6g。

【功效】益气养阴，安神定悸。

【主治】心悸之气阴两虚证。临床可见于病毒性心肌炎。症见心慌，胸闷，左胸和背部沉闷不舒，精神疲惫，肢倦乏力，心烦急躁，失眠多梦，舌质淡红，舌体稍胖大，少苔，脉弦细数结代。

【用法】每日 1 剂，水煎，分 2 次服。

【经验】心失气阴滋养，故见心悸胸闷；气虚则神疲乏力、肢倦；心神失养则失眠多梦；阴虚内热则心烦急躁；舌淡胖大、脉结代为气虚之象；苔少、脉弦细数结代为阴虚之象。治宜益气养阴，安神定悸。本方由炙甘草汤加减而成。药用红参、炙甘草补益心气，少佐桂枝配红参温通心阳；麦冬、生地黄、阿胶、火麻仁滋养心阴；炒酸枣仁、茯神、节菖蒲、龙齿养心安神定悸；知母清热除烦；檀香行气宽胸除胸闷而使心悸痊愈。尤其是少量桂枝的应用，李老曾受教于秦伯未老先生，用之得当，收效颇佳。〔郭淑云，李郑生. 李振华［M］.北京：中国中医药出版社，2011，124-125〕

李辅仁：益心汤

【组成】党参 20g，紫丹参 20g，麦冬 15g，五味子 10g，龙眼肉 10g，郁金 10g，炒远志 10g，菖蒲 10g，柏子仁 10g，瓜蒌 15g，薤白 15g，葛根 15g，生黄芪 20g。

【功效】养心安神，化瘀通痹。

【主治】心悸之气虚血瘀证。临床多见于早搏、心房纤颤等。症见心悸气短，胸闷憋气，心前区痛，失眠，舌质紫暗，苔薄，脉结代或沉细或涩。

【用法】每日 1 剂，水煎，分 2 次服。

【经验】李老认为，本病临床辨证分型不外乎气阴两虚型、气虚血瘀型、阳虚水泛型、阴竭阳脱型、痰浊遏阻型五类，而益心汤对气虚血瘀型颇为显效。本证多见脉沉细、细涩、细数而无力，盖为心功能不足。李老将党参、紫丹参自拟为"二参汤"，功可益气活血化瘀，配生脉散、生黄芪则可益气强心，调整改善心肌代谢，增强心肌收缩力；炒远志、菖蒲为远志汤，专治久心痛；配龙眼肉、柏子仁，奏健脾宁心启闭之功；葛根配紫丹参能扩张心脑血管、改善血液循环，其效益彰。临床应用益心汤近百例，证明其具有强心益气、活血化瘀、改善心功能、调整改善心肌代谢的作用，疗效显著。便干者，加肉苁蓉 30g；心火偏旺者，加炒山栀 10g；口干者，加玄参 10g，石斛 10g；夜寐多梦者，加夜交藤 30g；下肢浮肿者，加泽泻 20g。〔中国中医药报社.中国当代名医名方录［M］.北京：中国大百科全书出版社，2000，79-80〕

何 任：炙甘草汤加减方1

【组成】丹参12g，桂枝6g，炙甘草10g，酸枣仁10g，火麻仁6g，生地黄15g，麦冬10g，阿胶10g，红枣30g。

【功效】养心，理肝脾。

【主治】心悸，临床可见于窦性心动过速。

【用法】每日1剂，水煎，分2次服。

【经验】何老认为，心悸怔忡多为心包血虚，相火扰迫，或思虑劳神，或郁怒动火。一般心阴、心阳、气血不足的心悸怔忡都可以炙甘草汤辨证加减。炙甘草汤方以炙甘草为君，除生地黄以质重而用量大外，其余药均较炙甘草为轻，且以炙甘草作汤名尤见制方之深意。而后世医家将甘草置于附庸地位，即如柯韵伯、尤在泾也认为"甘草留中不使速下"等，不知甘草具有通经脉、利气血之功。另入丹参加强活血之力，佐酸枣仁养心安神。〔何任．心脑病证诊治说略〔J〕．浙江中医学院学报，2003，27（5）：24-25〕

何 任: 炙甘草汤加减方 2

【组成】生晒参 4g（另煎），炙甘草 9g，火麻仁 12g，桂枝 9g，干姜 4g，阿胶 9g，麦冬 9g，生地黄 15g，代赭石 12g，五味子 9g，红枣 12g。

【功效】宁心，益气，通阳。

【主治】心悸之心阴心阳气血俱虚证。临床多见于心房颤动，见舌质暗、脉结代者。

【用法】每日 1 剂，水煎，分 2 次服。

【经验】炙甘草汤为治"脉结代，心动悸"之效方，以炙甘草之甘平益气，配生地黄、麦冬、阿胶、火麻仁滋阴养血；生晒参、红枣益气生津；佐以桂枝、干姜之辛温通阳，调和血脉。血脉流通，脉可复常。于炙甘草汤中加代赭石，以其味苦甘性寒，入肝、胃、心包经，有镇逆平肝之用，何老用以治心悸，常能应手。加五味子者，以五味子之敛心气，合生晒参之补，麦冬之清，共成益气养阴之生脉散。汪讱庵谓："人有将死脉绝者，服此能复生之，其功甚大。"故加五味子于炙甘草汤之中，亦能起生脉散益气敛阴之效。〔何任.何任临床经验辑要［M］.北京：中国医药科技出版社，1998，477-478〕

张　琪：经验方1

【组成】党参15g，丹参15g，黄芪30g，炒白术10g，炒白芍10g，麦冬10g，玉竹10g，鸡血藤20g，熟地黄10g，柏子仁15g，酸枣仁15g，制香附10g，当归10g，炒山楂15g，六神曲15g，炒谷芽15g，炒麦芽15g，生龙骨20g，生牡蛎20g，川芎10g，炙远志10g，木灵芝10g。

【功效】补益气血，条达肝气。

【主治】心悸之血虚肝郁证。症见劳累时发作心慌，休息后好转，伴有乏力，平时情志抑郁，面色无华，舌质淡暗，苔薄白，脉细。

【用法】每日1剂，水煎，分2次服。

【经验】张老认为，本病为心肝同病之证，"有余于气，不足于血"而发为心悸。长期忧愁思虑耗气伤血，肝气有余，因郁而结；肝血不足，日久及心。然脾胃为气血生化之源，故治疗要兼顾脾胃，故由补益心脾气血之归脾汤加减制方。气血亏虚易辨，气郁难调，气郁不除，变生他病而加重心悸，据此以炒白芍、制香附、川芎柔肝行气解郁；同时佐麦冬、玉竹等养阴药助生阴血，伍当归、川芎等活血药防补而留滞，配酸枣仁、生龙骨等安神药宁心定悸。〔张秋华，张琪.张琪教授从肝论治心悸经验［J］.吉林中医药，2012，32（12）：1206-1208〕

张 琪：经验方2

【组成】北沙参10g，麦冬10g，柴胡5g，炒枳壳10g，白术10g，白芍10g，法半夏10g，茯苓15g，炒酸枣仁15g，灵芝10g，煅瓦楞子20g，黄连3g，吴茱萸2g，蒲公英15g，珍珠母30g（先煎）。

【功效】柔肝清心，化痰和胃。

【主治】心悸之痰火扰心证。症见心悸，头晕，急躁易怒，寐差，胃脘痛，反酸，舌质红，苔黄腻，脉细小弦。

【用法】每日1剂，水煎，分2次服。

【经验】张老认为，本病主要在肝郁，气郁化火，灼津为痰，气火夹痰上扰心神而心悸失眠，为黄连温胆汤证，故由此方加减为治。肝火偏旺，以蒲公英清肝泻火；肝气横逆乘脾，肝郁脾虚，运化失职而乏力、食后脘胀，以逍遥散疏肝健脾；同时肝火日久耗伤阴血，重用北沙参、麦冬、白芍、灵芝等养阴柔肝之品为君，亦防柴胡耗阴伤血之弊；肝胃不和，胃失和降，胃气上逆而嗳气、反酸，以左金丸为治；佐以炒酸枣仁、灵芝补养安神，珍珠母重镇安神。全方肝心脾胃兼顾，重在柔肝解郁，取得良效。〔张秋华，张琪.张琪教授从肝论治心悸经验［J］.吉林中医药，2012，32（12）：1206-1208〕

张 琪：经验方3

【组成】黄芪20g，太子参15g，丹参15g，炒白术10g，法半夏10g，陈皮10g，制香附10g，当归10g，炒白芍10g，桑椹15g，茯苓10g，茯神10g，生龙骨20g（先煎），生牡蛎20g（先煎），灵芝15g，开心果6g，炙远志10g。

【功效】柔肝健脾，化痰宁神。

【主治】心悸之肝郁脾虚证。症见心悸眩晕，神疲乏力，纳呆腹胀，胸闷呕恶，小腹坠胀，肠鸣泄泻，舌淡胖，苔白腻，脉弦缓。

【用法】每日1剂，水煎，分2次服。

【经验】张老认为，本型之心悸系肝郁脾虚，脾失健运，痰阻于心脉而成。该方由归芍六君子汤加减而成。尚无肝郁变生郁火、血瘀之候，故治以健脾化痰即可，然痰瘀同生且必同治，一味丹参防瘀证于未然，佐入滋阴养血、镇静安神之炙远志、生龙骨、生牡蛎等药。〔张秋华，张琪. 张琪教授从肝论治心悸经验［J］. 吉林中医药，2012，32（12）：1206-1208〕

张学文：四参安心汤

【**组成**】西洋参 10g（也可用太子参代），苦参 10g，玄参 10g，丹参 15g，炒酸枣仁 30g，麦冬 15g，生山楂 10g，桂枝 6g，炙甘草 10g。

【**功效**】益气养阴，解毒活血。

【**主治**】心悸之气阴两虚、毒瘀互结证。临床多见于病毒性心肌炎。症见心动悸不安，胸闷心慌，疲乏无力，头昏自汗，或有轻度浮肿，舌质红少苔，脉虚大而数，或有结代。

【**用法**】西洋参另炖，余药入煎。每日 1 剂，水煎，分 2 次服。

【**经验**】病毒性心肌炎后期，毒热已减，余热未净，而气阴两虚，血脉不畅症状突出。古方生脉散虽有很好的补益气阴作用，然缺少散余热、化瘀血等作用。故拟此方，针对病毒性心肌炎之心肌损害、供血不良、心律失常等机制，几方面兼顾。经多例此类患者应用，凡坚持用药者，均有较好疗效，且比炙甘草汤效佳。但若属心肌炎早期热毒炽盛者，应重用清热解毒之品；若属风湿性心肌炎者，应重在清热祛风湿，不可早用此方。

此方用西洋参或太子参、炙甘草益心气；玄参、麦冬养心阴；丹参、生山楂活血化瘀，改善心肌血液供应；苦参清热解毒，且能纠正心律失常；炒酸枣仁养心安神；桂枝振奋心阳。全方具有阴阳两调、益气养阴、通阳复脉等作用。胸闷者，加全瓜蒌；气短汗出者，加炙黄芪、五味子；身微热者，加白薇或地骨皮；胸痛者，加赤芍、桃仁、三七；轻度浮肿者，加茯苓、益母草。〔王景洪，李军，张宏伟.张学文医学求索集［M］.西安：陕西科学技术出版社，1996，596-597〕

张镜人：复方四参饮冲剂

【组成】丹参12g，孩儿参12g，南沙参9g，苦参9g，水炙甘草3g，广郁金9g，炒酸枣仁9g，莲子心2g。

【功效】益气养阴，活血清热。

【主治】心悸之气阴虚损证。临床多见于病毒性心肌炎。症见心悸胸闷，乏力，舌红，或见瘀斑，脉象以细脉居多，或数，或涩，或结代。

【用法】上述诸药制成颗粒剂，每次服1小包，日服2次。

【经验】张老认为，气阴虚损是病毒性心肌炎最多见的证型。其病初因气阴两虚之体质，易感邪热；病中又可因邪热加重、气阴虚损，导致瘀热内阻，痰浊内生；久病又可因之反复发作，迁延难愈，终致脏损严重，气阴益虚。本方以益气养阴扶正治本，活血清热祛邪治标，突出体现了张老的辨证思想和治疗法则。方中孩儿参为补气药中轻补之品，功同人参而力薄，对气虚兼阴亏者尤宜；丹参有"一味丹参散，功同四物汤"之说，故可用其调心血，且苦能降泄，微寒清肝，入肝、心两经，有除烦安神之效，此处用之对有瘀血内阻、虚热心烦、失眠心悸者尤宜；南沙参有滋润上焦之阴分的作用，兼有清热祛痰之力；苦参"专治心经之火，与黄连功用相近"，近代药理研究也证实其具有抗心律失常之作用，对湿热郁火明显之心悸甚宜；莲子心长于清心除烦；广郁金为血中气药，擅入心活血通滞，取其辛开苦降，芳香宣达，对瘀热所致的胸闷、心悸有较好疗效；炒酸枣仁养心宁神调肝，是治虚烦惊悸不眠之良药；甘草可上可下，可内可外，有骤有缓，有补有泻，此处取其和中、养心缓脉之效。八药相合，益心气，滋心阴，调心血，清心热，通心滞，除心烦，安心神，缓心脉，攻补兼施，升降通调，相辅相成，其效益彰。〔单书健，陈子华.古今名医临证金鉴·心悸怔忡卷［M］.北京：中国中医药出版社，2011，245-248〕

张镜人：炙甘草汤加减

【**组成**】熟附块9g，丹参12g，炒当归9g，炒党参9g，清炙甘草6g，赤芍9g，白芍9g，炒生地黄12g，麦冬9g，五味子3g，茶树根15g，炙远志3g，淮小麦30g，炒桑枝12g，广郁金9g，二至丸12g（包煎）。

【**功效**】补心血，益心阳，和络脉。

【**主治**】心悸之心血不足、心阳不振证。临床多见于冠心病。症见心悸头晕，胸闷胸痛，肢体麻木，舌质淡，苔薄腻，脉细结代。

【**用法**】每日1剂，水煎，分2次服。

【**经验**】张老认为，冠心病见心悸胸闷、舌质淡、脉细结代者，多由心阳不振、心血不足而致。本方以炙甘草汤加减而成，合熟附块、二至丸、五味子等调补阴阳，伍炙远志、淮小麦、茶树根养心安神，炒当归、丹参、广郁金、赤芍、白芍活血和络。〔张镜人.中华名中医治病囊秘·张镜人卷［M］.北京：文汇出版社，1998，135-137〕

周仲瑛：桂附理中汤化裁

【组成】炙桂枝 10g，制附片 5g，潞党参 12g，焦白术 10g，炙甘草 6g，炮姜 3g，粉葛根 12g，紫丹参 12g，熟枣仁 30g，川雅连 3g，阳春砂 3g（后下），石菖蒲 10g。

【功效】温阳暖脾。

【主治】心悸之脾土阳虚、心神失养证。临床可见于频发房性、室性早搏，症见腹泻之后心慌易作，平素畏寒，大便溏，面色欠华，舌质稍暗，苔薄腻，两脉结代。

【用法】每日 1 剂，水煎，分 2 次服。

【经验】周老认为，心悸发作于腹泻之后、畏寒便溏，乃脾土阳虚，失于运化，以致气血不足，不能濡养心脉，而见心悸频作，治疗从健脾温阳、安神定悸入手，则早搏自止。其病机关键在于中阳不足，脾虚失运，不能资助心阳，故选方桂附理中汤，温阳暖脾。虽存在心之阳气不足的病机，但其由脾阳虚不能温养所致，故重点应温脾。当然，桂枝、附子、党参等药物本身也有温通心阳、补益心气的作用。〔顾勤 . 跟周仲瑛抄方［M］. 北京：中国中医药出版社，2008，29-30〕

周仲瑛：人参养荣汤合丹参饮加减

【组成】制附片4g，潞党参15g，太子参15g，生黄芪12g，炒玉竹10g，大麦冬10g，苏木10g，葶苈子12g，石菖蒲9g，炙甘草3g，丹参15g，泽兰15g，泽泻15g，全瓜蒌12g，砂仁3g（后下），白檀香3g。

【功效】益气养阴，活血通脉。

【主治】心悸之气阴两虚、心脉闭阻证。临床可见于扩张性心肌病。症见心慌，气喘，胸闷，小便量少，汗多，恶心呕吐，不欲饮食，大便少行，口干，舌暗，苔薄黄，中部光，脉细数。

【用法】每日1剂，水煎，分2次服。

【经验】周老认为，本病应属中医之"心悸""喘证"范畴，胸闷为主症，病理性质属本虚标实。其心肺气阴不足，心气虚则心慌动悸；汗为心液，心虚则心液外泄而汗多；肺气虚则喘促不宁；心肺阴虚则口干，苔少而光薄。因气虚推动血脉无力，则血行不畅，瘀阻心脉，而见舌暗。故治拟益气养阴、活血通脉，方选人参养荣汤合丹参饮加减。古人云"血不行则为水"，病理因素虽以瘀阻心脉为主，但从小便量少、恶心呕吐、不欲饮食等症分析，已存在瘀阻水停的病理改变。水蓄膀胱，气化不利，则尿少；水饮停于胃肠则不欲饮食、恶心呕吐，故加用葶苈子、泽泻等利尿药。本证虽以气阴两虚为主，但已有气虚及阳、阳气亏虚的征象，如阳虚水泛之尿少、呕恶、动则气喘、舌淡等，故加用制附片，既能温补阳气，又能温化蒸腾水气。〔顾勤.跟周仲瑛抄方［M］.北京：中国中医药出版社，2008，34-36〕

周仲瑛：桂枝甘草龙骨牡蛎汤合生脉散加减

【组成】炙桂枝 10g，大麦冬 10g，苦参 10g，炙甘草 5g，五味子 5g，生龙骨 20g（先煎），生牡蛎 25g（先煎），酸枣仁 25g，潞党参 12g，紫丹参 15g，合欢皮 15g，朱灯心 3g，石菖蒲 9g。

【功效】阴阳并调，养心安神。

【主治】心悸之气阴两虚、心脉闭阻证。临床可见于室性早搏。症见心慌不适，跳有停搏感，疲劳后易发作，午后、傍晚时发作较频，休息后稍稳定，伴胸闷不舒，口干乏力，大便偏溏，舌质偏暗，苔淡黄薄腻，脉参伍不调。

【用法】每日 1 剂，水煎，分 2 次服。

【经验】周老认为，本证乃阴阳失调、气阴不足之故，治宜阴阳并调、养心安神，选桂枝甘草龙骨牡蛎汤合生脉散加减施治。方中炙桂枝、炙甘草温补心阳，生龙骨、生牡蛎潜镇安神，潞党参、大麦冬、五味子益气养阴，酸枣仁、合欢皮养心安神，紫丹参、朱灯心、石菖蒲活血开窍宁神，苦参清心经之热。《伤寒论》桂枝甘草龙骨牡蛎汤中甘草用量倍于桂枝，重在资助中焦，使阴阳之气交通中土。本证病机重在心中阴阳不调，因而所用甘草药量不及桂枝，但已超过常量，取意为桂枝入心温阳，配以甘草补虚益气，所以能益阳而不致发汗，辛甘合用，阳气乃生，使心阳得复，合生脉散养阴安神、阴阳并调，故心悸诸症得除。〔顾宁.周仲瑛辨治顽固性心律失常的经验［J］.浙江中医杂志，2000，35（12）：507-508〕

徐景藩：经验方1

【组成】青蒿、黄芩各10g，制半夏、陈皮各6g，蔻仁2g，香附10g，炙甘草4g，太子参15g，朱茯苓15g，夜交藤15g。

【功效】清暑化湿行气，佐以益气宁心。

【主治】心悸之暑湿证。临床可见于频发室性早搏。症见夏暑劳倦，旋觉胸闷不适，心悸不宁，食少神倦，手心热，体温正常，舌苔薄白，脉象时有歇止。

【用法】每日1剂，水煎，分2次服。

【经验】徐老认为，盛夏炎暑，暑易伤气，暑常兼湿，湿易伤阳，阳气耗伤，心失所养，可致心悸。需及时治疗，使早搏得以控制，证属暑湿为主，治法宜清暑化湿行气，佐以益气宁心。〔江一平，沈桂祥，储水鑫.中医辨治经验集萃：当代太湖地区医林聚英〔M〕.北京：人民卫生出版社，1996，164〕

徐景藩：经验方 2

【组成】炙甘草 5g，太子参 15g，麦冬 15g，黄精 15g，龙骨 15g，牡蛎 15g，阿胶 10g，当归 10g，白芍 10g，茯苓 20g，桂枝 5g，远志 5g，红参 10g（煎代茶）。

【功效】益气养阴，潜阳镇摄。

【主治】心悸之气阴两亏证。临床可见于房室交界性期前收缩。症见心悸频作，胸闷，无力，舌苔薄白，脉象细弦而有歇止。

【用法】每日 1 剂，水煎，分 2 次服。

【经验】本病患者多有肝肾不足，复因思虑多端，耗伤心脾，气阴两亏，心失所养，心神不宁所致，投以益气养阴、潜阳镇摄之品。〔江一平，沈桂祥，储水鑫 . 中医辨治经验集萃：当代太湖地区医林聚英〔M〕. 北京：人民卫生出版社，1996，164〕

徐景藩：经验方 3

【组成】炙柴胡 5g，杭白芍 10g，制香附 10g，橘皮 6g，橘络 3g，法半夏 6g，粉前胡 10g，白杏仁 10g，炙甘草 4g，当归 10g，玉竹 10g。

【功效】疏肝宣肺，化痰和中。

【主治】心悸之肝郁气滞证。临床可见于右束支传导阻滞，并有频繁早搏。症见脘胁隐痛且胀，饮食少，心悸胸闷，神倦无力，近日兼有咳嗽，痰少色白，舌苔薄净，脉象细弦而有歇止。

【用法】每日 1 剂，水煎，分 2 次服。

【经验】徐老考虑本证患者系肝经疏泄失常，胃失和降，肺气失宣，虽其本有心气心血之不足，然应先予疏肝宣肺、化痰和中为主。

〔江一平，沈桂祥，储水鑫．中医辨治经验集萃：当代太湖地区医林聚英［M］．北京：人民卫生出版社，1996，165〕

郭子光：防己黄芪汤合五苓散合真武汤加减

【组成】黄芪 70g，制附子 20g（先煎 1 小时），桂枝 15g，茯苓 30g，白术 20g，猪苓 20g，泽泻 15g，汉防己 15g，黄精 15g，延胡索 15g，丹参 20g，太子参 30g，玉竹 15g。

【功效】益气温阳利水。

【主治】心悸之阳虚气弱证。临床可见于风心病心力衰竭。症见心慌气短，动辄更甚，不能平卧，汗多，畏寒甚，但又觉热气上冲，语音低微断续，全身浮肿，双下肢高度水肿，按之凹陷，舌质淡苔白，脉沉微，似有似无，呈鱼翔之象。

【用法】每日 1 剂，水煎，分 2 次服。同时取人参 100g，切成片后泡水服用，每次 3g，每日 3 次。

【经验】心悸水肿之格阳证，其治疗宜益气温阳。郭老认为，本病的基本病机是气虚阳微，本虚标实、气虚阳微为本，血瘀水停为标。气不仅为血帅，而且气乃全身一切阴质之帅，气行则津液运行，气虚无力则津液运行停滞，而阳微则血凝，津液不化，故气虚阳微必致瘀血积滞，浊水停聚。同时瘀血和浊水可以相互影响，交阻为患。反过来瘀血和浊水又进一步耗气伤阳，如此恶性循环，导致心衰不断加重，每况愈下。少阴格阳证的典型表现是四肢厥逆，但欲寐，小便不利，脉微欲绝，或呈现雀啄脉、鱼翔脉、虾游脉等怪脉。由于阳虚阴寒内盛，往往出现格阳之象。有的下肢热甚难受，此为格阳于下证；有的全身不恶寒而恶热，此为格阳于外证。少数患者因使用大量利尿剂，过度通利损伤气阴，表现出口唇赤如涂朱、口干、手足心热等气阴亏损的证候。郭老认为，本病凡具有格阳证，单纯用西药强心剂治疗，收效不佳，加用利尿剂又易伤气阴，而中药单纯使用辛温通阳法，效果也不好。因此，他揭出益气温阳的基本治法，益气温阳综合辛温通阳和利尿通阳二法，自拟出一个治疗本病的基本方，由黄芪、制附子、人参、桂枝、茯苓、猪苓、白术、泽泻、汉防己、丹参、黄精等组成。方中以黄芪、人参益气，以制附子、桂枝温通阳气，以茯苓、猪苓、泽泻、白术、汉防己利小便通阳气，佐以丹参活血化瘀，黄精养阴生津。全方益气温阳而不燥浮火，通利小便而不伤气阴，用以治疗多例顽固性心衰，效果颇佳。

〔尹国有，孟毅．中医内科经典验案300例点评〔M〕.北京：军事医学科学出版社，2011，74〕

郭子光：经验方

【组成】北黄芪 30g，丹参 15g，炙甘草 15g，太子参 30g，麦冬 20g，五味子 10g，黄精 20g，玉竹 15g，生地黄 15g，葛根 20g，黄连 9g，浮小麦 30g，谷芽 30g。

【功效】补益气阴，清热复律。

【主治】心悸之气阴两虚、阳热浮亢证。临床可见于扩张型心肌病。症见气短，动则更甚，汗多，纳差，心烦，口干，神倦，面略潮红，唇红，舌红苔黄干，少津，脉细数疾，三五不齐，呈雀啄之象。

【用法】每日 1 剂，水煎，分 2 次服。

【经验】扩张型心肌病是一种病因未明，以左或右心室或双心室扩大，伴以心肌肥厚和收缩功能障碍，产生充血性心力衰竭，常伴有心律失常，是病死率较高的一种疾病。治疗本病的关键在于把握"气虚为本"，分清病性寒热，灵活加减应用，守法守方治疗。由于此类疾病患者心脏功能均有不同程度的损伤，因此重建良好的生活习惯及规律的生活作息，对于疾病的整体康复有着至关重要的意义。由于本病以气虚为本，通常因卫外不固，易招客邪而使病情加重或复发，故防寒保暖也很重要。本方中重用丹参、北黄芪，通过扶助正气，固表实卫，达到提高患者免疫力、预防感冒的目的。中医治疗本病需要一个长期的过程，同时也说明扩张型心肌病这类慢性疾病，乃久积而成，其去也缓。所以只要辨证准确，就当守法守方，促其从量的积累上升到质的飞跃而康复。〔李庆海，周立华．心血管疾病辨证施治策略与案例［M］．郑州：郑州大学出版社，2012，215-216〕

裘沛然：越婢汤加味

【组成】高良姜12g，制香附12g，潞党参30g，生甘草24g，川黄连10g，柴胡15g，牡蛎30g，川桂枝20g，海螵蛸15g，延胡索20g，丹参24g，青皮10g，陈皮10g。

【功效】补益心气，振通心阳，疏肝理气和中。

【主治】心悸之心阳不振、气机不和证。临床可见于心动过速。症见心悸不宁，头晕气短，右胁胀痛不适，易烦，纳差脘痞，苔根腻，脉细迟。

【用法】每日1剂，水煎，分2次服。

【经验】裘老认为，心悸兼有胁痛之疾，可遵异病同治之旨。临床中中老年人数病兼之者时而有之，若患者心悸兼有胁痛，裘老宗"异病同治"之旨，认为发病的关键在气虚，是以气虚导致阳衰，心阳不振，又因气虚造成气滞，脘胁闷胀疼痛。遂急投大剂量生甘草、潞党参，以补心脾之气，既益气振阳，又塞因塞用；配川桂枝、丹参通心阳，养心血；加牡蛎安神宁心；加高良姜温中助运；加延胡索、制香附、柴胡、青皮、陈皮、海螵蛸疏肝理气，导滞和中；加川黄连既可制川桂枝、高良姜之热，又有清心理中之妙，寒温并用。诸药配合，切中其发病机制，故而药后疗效显著。〔尹国有，孟毅.中医内科经典验案300例点评［M］.北京：军事医学科学出版社，2011，68〕

裘沛然：炙甘草汤加减

【**组成**】炙甘草 15g，生地黄 15g，熟地黄 15g，桂枝 18g，党参 18g，丹参 20g，珍珠母 30g，火麻仁 30g，麦冬 12g，大红枣 9g。

【**功效**】健脾养心，补益气血。

【**主治**】心悸之心血阻滞、心阳不展、神气为之不宁证。临床可见于心动过速。症见膝酸乏力，形体消瘦，口淡无味，胃纳欠佳，大便艰涩不畅，夜寐梦扰，舌质淡红，苔微腻，脉弦。

【**用法**】每日 1 剂，水煎，分 2 次服。

【**经验**】裘老认为，西医的冠心病、病毒性心肌炎、风湿性心脏病、高血压性心脏病、心力衰竭、甲亢、贫血、自主神经功能紊乱等都可以出现心悸，但疾病不同，病因不同，临床表现不尽相同，治疗亦有所侧重。仲景提出了治悸名方炙甘草汤。其方阴阳气血同调、益气复脉、滋阴养血，至今仍被作为心悸主方。裘老认为，辨证与辨病相结合，方能执其机要，有的放矢，取得较好的效果。〔王庆其，李孝刚，邹纯朴，等.国医大师裘沛然之诊籍（八）〔J〕.浙江中医杂志，2011，46（9）：631-632〕

路志正：经验方1

【组成】太子参10g，炒白术10g，谷芽、麦芽各15g，炒神曲12g，桔梗6g，防风6g，生白芍12g，夜交藤15g，生龙骨20g（先煎），生牡蛎20g（先煎）。

【功效】运脾化湿，疏肝宁心。

【主治】心悸之脾虚运迟、湿浊内生、土壅木郁证。临床可见于冠心病、阵发性窦性心动过缓。症见常感胸闷，脘痞，纳呆，便下溏薄不爽，心情烦躁，表情焦急，舌淡红，苔白而腻，脉沉数。

【用法】每日1剂，水煎，分2次服。

【经验】路老认为，本证乃脾虚运迟、湿浊内生、土壅木郁而成。治宜运脾化湿，疏肝宁心。故用太子参、炒白术健脾益气养心；谷芽、麦芽、炒神曲健脾祛湿；防风既能祛风胜湿，又能疏肝解郁；桔梗载药上浮，以宣通气血；生白芍、夜交藤、生龙骨、生牡蛎柔肝安神。诸药合用，共奏运脾化湿、疏肝宁心之效。〔单书健，陈子华.古今名医临证金鉴·心悸怔忡卷［M］.北京：中国中医药出版社，2011，127-128〕

路志正：经验方2

【组成】苏梗 10g，杏仁 10g，薏苡仁 15g，腹皮 10g，半夏 10g，茯苓 15g，茵陈 12g，竹茹 12g，川朴 10g，炒枳实 10g，谷芽 15g，麦芽 15g，醋香附 9g。

【功效】疏肝和胃，清热祛湿。

【主治】心悸之湿热阻滞心脉、肝脾失调证。临床可见于心律失常，频发室性早搏，四联律。症见心悸怔忡，频频发作，精神萎靡，四肢酸困，气短乏力。素有慢性胃炎史，脘闷腹胀，嗳气，呃逆，吞酸，口苦，口干而黏，渴不欲饮，纳谷一般，二便尚调，夜寐梦多，心烦不安。舌红体胖，舌面黄腻苔满布，脉结涩。

【用法】每日 1 剂，水煎，分 2 次服。

【经验】路老认为，本病多因湿热阻滞心脉、肝脾失调，湿聚热蒸，上干心包而成。治以疏肝和胃、清热祛湿为大法，经验方仿三仁汤、温胆汤义化裁。〔单书健，陈子华.古今名医临证金鉴·心悸怔忡卷［M］.北京：中国中医药出版社，2011，130-131〕

颜正华：归脾汤加减

【组成】黄芪 15g，人参 9g，白术 10g，炙甘草 9g，熟地黄 10g，当归 9g，龙眼肉 9g，夜交藤 30g，茯苓 15g，远志 6g，酸枣仁 15g。

【功效】益气补血，养心安神。

【主治】心悸之心血亏虚证。以心悸气短、头晕目眩、失眠健忘、面色无华、倦怠乏力、纳呆、舌淡红、脉细弱为主要症状。

【用法】每日 1 剂，水煎，分 2 次服。

【经验】颜老指出，心悸之心血亏虚证治宜益气补血、养心安神，常用归脾汤，并伍夜交藤、酸枣仁等加强安神宁心之力。〔张冰．中国百年百名中医临床家丛书·颜正华〔M〕．北京：中国中医药出版社，2010，80〕

颜正华：桂枝甘草龙骨牡蛎汤合参附汤加减

【组成】桂枝 9g，附片 9g，人参 9g，黄芪 15g，麦冬 10g，枸杞子 15g，炙甘草 9g，龙骨 15g，牡蛎 30g，夜交藤 30g。

【功效】益气补血，养心安神。

【主治】心悸之胸阳不振证。以心悸不安、胸闷气短、面色苍白、形寒肢冷、舌淡苔白、脉虚弱或沉细弱为主要症状。

【用法】每日 1 剂，水煎，分 2 次服。

【经验】颜老指出，心悸之胸阳不振证治宜温补心阳、安神定志，常用桂枝甘草龙骨牡蛎汤合参附汤加减，伍麦冬、枸杞子、夜交藤助益阴安神之力。〔张冰．中国百年百名中医临床家丛书·颜正华〔M〕．北京：中国中医药出版社，2010，80〕

颜正华：苓桂术甘汤加减

【组成】泽泻 15g，猪苓 15g，车前子 15g，茯苓 15g，桂枝 9g，炙甘草 9g，人参 9g，白术 10g，黄芪 15g，远志 6g，酸枣仁 15g。

【功效】振奋心阳，化气行水。

【主治】心悸之水气凌心证。以心悸眩晕、胸闷痞满、渴不欲饮、小便短少，或下肢浮肿、形寒肢冷，伴恶心、欲吐、流涎、舌淡胖、苔白滑、脉象弦滑或沉细而滑为主要症状。

【用法】每日 1 剂，水煎，分 2 次服。

【经验】颜老指出，心悸之水气凌心证治宜振奋心阳、化气行水、宁心安神，用苓桂术甘汤加减，并加人参、黄芪补益中气，远志、酸枣仁宁心定志。〔张冰.中国百年百名中医临床家丛书·颜正华〔M〕.北京：中国中医药出版社，2010，80-81〕

颜正华：天王补心丹合朱砂安神丸加减

【组成】生地黄 12g，玄参 9g，麦冬 10g，天冬 15g，当归 9g，丹参 15g，人参 9g，炙甘草 9g，茯苓 15g，远志 6g，酸枣仁 15g，夜交藤 30g。

【功效】滋阴清火，养心安神。

【主治】心悸之阴虚火旺证。以心悸失眠、五心烦热、口干、盗汗、耳鸣腰酸、头晕目眩、急躁易怒、舌红少津、苔少或无、脉细数为主要症状。

【用法】每日 1 剂，水煎，分 2 次服。

【经验】颜老指出，心悸之阴虚火旺证治宜滋阴清火、养心安神，常用天王补心丹合朱砂安神丸加减。〔张冰.中国百年百名中医临床家丛书·颜正华［M］.北京：中国中医药出版社，2010，81〕

颜正华：桃仁红花煎合桂枝甘草龙骨牡蛎汤加减

【组成】桃仁9g，红花9g，丹参15g，赤芍15g，川芎9g，延胡索15g，生地黄12g，当归9g，桂枝9g，甘草7g，龙骨15g，牡蛎30g，夜交藤30g。

【功效】活血化瘀通络。

【主治】心悸之瘀血阻心证。以心悸不安、胸闷不舒、心痛时作、痛如针刺、唇甲青紫、舌质紫暗或有瘀斑、脉涩或结代为主要症状。

【用法】每日1剂，水煎，分2次服。

【经验】颜老认为，心悸之瘀血阻心证治宜活血化瘀通络，方用桃仁红花煎合桂枝甘草龙骨牡蛎汤加减，入夜交藤等益肾安神。〔张冰.中国百年百名中医临床家丛书·颜正华〔M〕.北京：中国中医药出版社，2010，81〕

颜德馨：天王补心丹加减

【组成】党参15g，天冬15g，玄参9g，当归12g，茯苓10g，丹参15g，麦冬15g，柏子仁15g，桔梗9g，生地黄9g，远志6g，五味子9g，酸枣仁15g。

【功效】滋阴清热，养血安神。

【主治】心悸之思虑过度、心血不足、怔忡健忘证。临床多用于神经官能症所致心悸及阵发性心动过速。

【用法】每日1剂，水煎，分2次服。

【经验】颜老认为，此方之功效不在镇静，重在益心肾。心主脉，肺为心之华盖而朝百脉，以天冬、麦冬滋水之上源；生地黄、玄参为补肾制火之品，使水能上交于心，能益水之下源，取坎离既济之义；丹参、当归生心血；党参、茯苓宁心气，得气血协和之势；酸枣仁收耗散之气，柏子仁疏忧思之气，五味子宁神，远志宣郁结，桔梗引药上行。求得内环境之稳定，乃是调摄功能失常的最佳方法。究心悸之根源，显然是兴奋作用与抑制功能上的调节失偏。天王补心丹组方精确，不但"道藏"视为珍秘，今人亦多倾重，市售者多去，常服亦无虑矣。〔颜德馨.颜德馨诊治疑难病秘笈［M］.北京：文汇出版社，1997，123〕

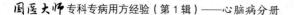

颜德馨：附子汤

【组成】附子9~15g，人参9g，白术15g，茯苓15g，芍药15g。

【功效】温经散寒，益气活血。

【主治】心悸之虚寒证。临床多用于冠心病。症见胸痛剧烈，汗时自出，畏寒肢冷，舌淡质紫，脉沉弱。

【用法】每日1剂，水煎，分2次服。

【经验】颜老认为，附子汤为治疗少阴寒化之剂，《伤寒论》谓："少阴病，得之一二日，口中和，其背恶寒者，当灸之，附子汤主之。"又谓："少阴病，身体痛，手足寒，骨节痛，脉沉者，附子汤主之。"提示本方适宜于各种虚寒性病证。方中以附子温阳散寒，人参、白术、茯苓甘温益气，芍药和营活血。诸药合用，共奏温经散寒、益气活血之功。近来治疗冠心病，多宗气滞血瘀，或痰浊交阻之说，或理气，或逐瘀，或祛痰，或通痹，虽取效于一时，但每易反复。颜老在长期实践中体会到冠心病、心绞痛、心肌梗死等引起的胸痛，其实质多为阳虚阴凝，阳虚为本，阴凝为标，立法用药当以温阳为主，解凝为辅，故而每以附子汤加减治疗冠心病，不仅止痛效果明显，且疗效巩固持久。胸闷加丹参、葛根；心绞痛加参三七、血竭；心肌梗死加莪术、水蛭。此外，附子汤对病毒性心肌炎所引起的心悸怔忡、胸闷疼痛、神萎乏力、头晕纳呆等，也有治疗效果。〔单书健，陈子华.古今名医临证金鉴·心悸怔忡卷［M］.北京：中国中医药出版社，1999，303〕

颜德馨：通脉四逆汤

【组成】附子 9 ~ 15g，干姜 6g，甘草 9g。

【功效】温经散寒，益气活血。

【主治】心悸之虚寒证。临床多用于病态窦房结综合征。症见手足厥逆，神疲畏寒，舌淡而胖，脉沉迟甚则脉微欲绝。

【用法】每日 1 剂，水煎，分 2 次服。

【经验】颜老认为，通脉四逆汤为治疗少阴虚寒重症的方剂，故方中干姜较四逆汤增 1 倍，附子亦选大者，温阳散寒力宏，配以甘草甘缓益气，药简力专，诚为回阳、救逆、通脉之良方。《伤寒论》谓："少阴病，下利清谷，里寒外热，手足厥逆，脉微欲绝，身反不恶寒，其人面色赤，或腹痛，或干呕，或咽痛，或利止脉不出者，通脉四逆汤主之。"并指出药后若"其脉即出者愈"，表明本方对脉微欲绝或脉不出者有显著疗效，故张仲景以通脉名之。历代医家对本方能起下焦之元阳，续欲绝之脉极为赞赏，如尤在泾曰："通脉四逆即四逆加干姜一倍，为阴内阳外，脉绝不通，故增辛热以逐寒邪，寒去则阳复返，而脉复出。"病态窦房结综合征属于中医的"心悸""怔忡""胸痹""昏厥"等证范围，其脉均表现为沉、迟、涩等，临床以阳虚、气亏为多见，因此选用通脉四逆汤治之每能奏效。

〔单书健，陈子华.古今名医临证金鉴·心悸怔忡卷［M］.北京：中国中医药出版社，1999，304-305〕

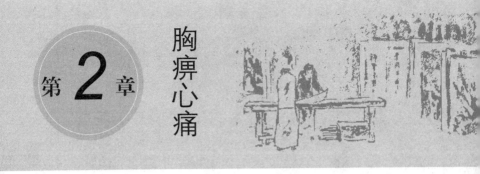

第 2 章　胸痹心痛

　　胸痹心痛是指以膻中或左胸部发作性憋闷、疼痛为主要表现的一种病证。临床以轻者胸部闷痛或隐痛，重者则胸痛彻背、喘息不得卧为主症，或胸闷，呼吸欠畅，心悸气短，甚至喘促，面色苍白。本病多因寒邪内侵、饮食失调、情志失节、劳倦内伤、年迈体虚以致心脉痹阻而为病。其治当以宣痹通阳为大法。凡现代医学冠状动脉粥样硬化性心脏病、心肌病、心包炎、心神经官能症等可参照本章辨证论治。

　　本章收录了方和谦、邓铁涛、任继学、李玉奇、李济仁、李辅仁、张学文、张镜人、郭子光、路志正、颜德馨等国医大师治疗本病的验方 18 首。方和谦巧用培补疏利之法，以补气养血、调和阴阳为治；邓铁涛认为痰为病机之枢，痰去则阳通，阳通则血活，血活则水利，以除痰化湿、通络止痛为法；任继学治疗本病分期辨证论治，各行其法，初期治以活络行瘀、清心解毒为法，中期治以益气养阴、活络和营为法，恢复期治以益气和中、养心和营为法；李玉奇认为本病以心阳虚为本，应以益气回阳为大法；李济仁治疗本病

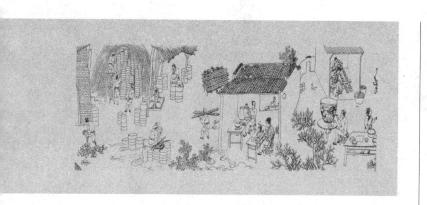

巧用活血通络、敛肺滋肾之法，以达益气养阴、活血化瘀、宁心安神之效；李辅仁认为治疗本病应以调气血为首要，以益气化瘀活血为治；张学文认为本病的核心病机为血脉瘀滞，治疗应以益心宽胸通痹为总则，以达宣通宗气、活血通脉之效；张镜人指出，治疗本病当以宣痹理气、活血化瘀为原则，且须辨证加减；郭子光认为治疗本病时当抓住气虚血瘀这一基本病机，采取益气通脉、化痰逐瘀的思路，以达益气补虚、活血化瘀之效；路志正治疗本病，擅以温肾阳、益心气、芳香化浊、健脾化痰等法为治；颜德馨主张用益气化瘀法治疗本病，且注重心、肺、肾同治，以达内外协调、振奋肾阳及活血通络之效。

方和谦：滋补汤

【组成】党参 9g，白术 9g，茯苓 9g，炙甘草 5g，熟地黄 9g，白芍 9g，当归 9g，官桂 5g，陈皮 9g，木香 5g，大枣 4 枚。

【功效】补气养血，调和阴阳。

【主治】胸痹之气血两虚证。临床可见于风心病、冠心病、心功能不全等病。

【用法】每日 1 剂，水煎，分 2 次服。

【经验】方老认为，由于心脏本身病变或久病脾虚化源不足，都可形成气血两虚之证。本方由四君子汤合四物汤加减化裁组成。方老在此二方基础上去川芎，加官桂、陈皮、木香、大枣四味，使其既保留助阳补气、养血和营之功，又加重了培补疏利之力，从而拓宽了补益剂的用途。该方根据与气血化生有密切关系的脏腑的功能而设。心主血脉，故用党参甘温益气以补心；当归辛甘温润助养心血；茯苓、白术、炙甘草、大枣健脾益气以和中，培补后天之本；熟地黄、白芍滋阴补肾以填精，精血互生以涵肝木，木得血养而不枯，更助后天；佐入官桂、陈皮、木香，以调上、中、下三焦，纳气归原。这样就可获补而不滞、滋而不腻、上下通达、气血得资之效。上述特点使全方成为气血兼顾，心、肝、脾、肾同治的有效方剂，临床上可广泛应用于气血两虚的病证。〔赵铁良．方和谦运用"滋补汤"临床经验介绍［J］．北京中医，1996（1）：3〕

邓铁涛：温胆汤加党参

【组成】竹茹9g，枳壳4.5g，橘红4g，法半夏9g，茯苓12g，党参15g，甘草4.5g。

【功效】除痰化湿，畅达利气，通络止痛。

【主治】胸痹，症见胸闷、心悸、气虚，面色苍白或暗滞少华，畏寒，肢冷，睡眠不宁，自汗，小便清长，大便稀薄，舌质胖嫩，苔白润，脉虚或缓滑或结代。

【用法】每日1剂，水煎，分2次服。

【经验】冠心病、心肌病、充血性心力衰竭等临床表现不同，但多为本虚标实之病。本虚为心脾阳气不足，标实为痰瘀气滞交阻。邓老认为，痰瘀既成又可损伤阳气，形成由虚致实，由实致更虚的恶性病理循环，治疗的关键在于补虚固本，在补虚的基础上兼以活血、化痰、利水、理气等法，不可标本倒置，专事攻逐，以免更伤其正。痰为病机之枢，痰去则阳通，阳通则血活，血活则水利。拟温胆汤加人参、黄芪、三七、丹参等治疗此类疾病。

本方由温胆汤加党参化裁而成，方中以法半夏为君，燥湿化痰，和胃降逆，气降则痰降；以竹茹为臣，清热化痰，除烦止呕，与法半夏为伍，化痰清热兼顾，使痰热清则无扰心之患；枳壳苦辛微寒，降气化痰，开结除痞，助竹茹清热化痰；橘红苦辛微温，理气和胃，燥湿化痰，助法半夏化痰理气，使气顺则痰消；"脾为生痰之源"，茯苓健脾利湿，使湿去痰消，兼能宁心安神；党参益气治本以扶正；甘草益气和胃，合茯苓健脾助运以绝生痰之源，兼调和诸药。

　　邓老每随患者的体质、疾病程度而灵活加减、选药，且药物用量考究，党参多不超过 18g，以免中焦气机壅滞，反碍化痰活血。脾虚，则合四君子汤；气虚明显，加五爪龙、吉林参或嚼服人参；阴虚，合生脉散；心痛明显，合失笑散；血压高，加石决明、珍珠母；肾阳虚，加淫羊藿；血虚，加黄精、桑寄生、鸡血藤；风心病每有风寒湿邪留伏，加威灵仙、防己、桃仁、红花以祛风除湿；肺源性心脏病，可合三子养亲汤；冠心病多见气虚夹瘀，可加人参、白术、豨莶草等益气祛痰、温阳通脉。〔魏辉.邓铁涛运用温胆汤治疗心脏病的经验探析［J］.上海中医药杂志，2005，39（2）：6-7〕

邓铁涛：邓氏冠心胶囊

【**组成**】党参15g，五爪龙15～30g，白术9g，法半夏9g，茯苓12g，橘红5g，竹茹9g，枳壳9g，甘草5g，三七5g，川芎9g。

【**功效**】益气健脾，化痰活血。

【**主治**】冠心病。

【**用法**】每次3粒，每日3次。

【**经验**】邓老制定了"益气健脾、化痰祛瘀"的治疗冠心病大法。治疗上突出扶正，即以益气为主，认为"心为阳中之太阳"。相对于阴血，心之阳气占有重要地位，其特点是以阳气为主，故益气为主法，即便心之阴血不足，也当结合补气法，这在《伤寒论》炙甘草汤已有体现。本病受病之所在心，而发病之本则不局限于心，其中脾至关重要，故强调健脾。化痰和祛瘀二者的主次前后，邓老认为化痰应当为主、在前，在健脾化痰方中佐以活血化瘀，这是符合痰瘀的因果、主次关系的。在这个大法的指导下，制定了冠心病的主方，即"邓氏冠心胶囊"。

本方以四君子汤、温胆汤为主，加入五爪龙益气，三七和川芎活血。五爪龙即五指毛桃根，又名南芪，相比北芪而言，补气力稍逊，但补不助火、不伤阴，大剂量应用亦较安全，更适于两广地区使用；三七活血而不峻，化瘀而不伤正；川芎宽胸活血，止痛较好。综观本方配伍，以益气健脾为主，其次化痰、活血，体现了邓老论治冠心病的学术思想。若瘀血明显，胸闷痛频作，舌紫暗、舌下脉络迂曲怒张者，合邓老家传"五灵止痛散"（蒲黄2份，五灵脂

2 份，冰片 1 份）1.5 ~ 3g 冲服；若阳虚而心动过缓者，合补中益气汤或黄芪桂枝五物汤加减；心阴虚者，则合以温胆汤合生脉散加减；心动过速者，可加玉竹、柏子仁、珍珠层粉 1.5g。〔杨利 . 邓铁涛教授"冠心三论"〔J〕. 湖南中医药导报，2004，10（6）：8-10〕

任继学：四妙勇安汤

【组成】金银花 30g，玄参 20g，当归 10g，甘草 6g。

【功效】活络行瘀，清心解毒。

【主治】真心痛，症见猝然心前区刺痛，或左胸背、肩胛部闷痛，气短，脘腹痞痛或恶心，呕吐清涎或酸涎，恐惧不安，汗出，颧红，四肢厥冷，口唇暗红，舌赤，苔白，脉多数疾或三五不调。

【用法】每日 1 剂，水煎，分 2 次服。

【经验】任老认为，本病的形成与发展既有外因，又有内因。内外病因相互作用，长期不解，引起机体生化功能和气化功能阻滞，经络循行不畅，新陈代谢失常，此为发病之基础。外因所致者，多因人身中抗邪三维系统功能失调，体表藩篱失固，自然界六淫邪毒、时行疫毒、雾露毒气等，乘虚侵入，作用于营，损伤血脉之膜络，引起血脉经络功能障碍而成。饮食、劳逸失度，脾胃有伤，中轴升降功能失常，尤其是久食膏脂肥腻之品，腐化为脂液，久则蓄毒自生，使脉道瘀窄，气血通畅不利而成。情志失调，以喜怒为多。喜乃心志，过喜伤阳，阳之用为气，阳与气伤，心阳不振，心气缓弱无力，血行不畅易涩为病；过怒动肝，肝主疏泄，调节血液，怒则伤肝，使肝之疏泄功能不达，藏血之血窦不放，调血功能失司，引发凝血之机，浸淫血脉，流注于心，则心脉必凝滞闭阻而发病。亦有因先天禀赋所遗而致者，或药源所使，或颈椎病而诱发者。概而论之，"心之先天"（《周慎斋遗书》），是言心脏已赋有先天发病之基因，复因风寒之侵、暑湿之害、情志之变和酗酒之毒等，损伤脉膜，引发血流滞缓，血脉凝涩，营气逆陷于心之腠理，逆陷之血生热，则为腐、为瘀、为痰，其病乃成。

　　方中金银花甘寒入心，善于清热解毒，故重用为主药；当归活血散瘀，玄参泻火解毒，甘草清解百毒，用量亦不轻，共为辅佐。四药合用，活络行瘀，清心解毒。〔郑大为，栾杰男．任继学教授治疗急性心肌梗死经验［J］．中华中医药学刊，2007，25（8）：1562-1563〕

任继学：滋阴生脉散

【组成】大麦冬 10g，生地黄 20g，全当归 10g，生甘草 5g，赤芍 10g，五味子 5g，生晒参 10g，阿胶 10g。

【功效】益气养阴，活络和营。

【主治】心肌梗死中期。病程多在发病 15 日许，症见心胸隐痛，时作时止，或胸中灼热，心悸烦热，气息短促，语声低短，乏力汗出，夜间显著，手足心热，口舌少津、干而不润，小便色黄，舌红，苔薄黄，脉多虚数或结、代、促。

【用法】每日 1 剂，水煎，分 2 次服。

【经验】方中大麦冬、生地黄、阿胶滋阴润燥、清心除烦，生晒参大补元气、益肺生津，五味子益气生津、敛阴止汗，全当归、赤芍活血化瘀，生甘草调和诸药。心烦少寐者，加酒黄连、肉桂、莲子心；心胸隐痛者，加延胡索、生蒲黄、没药治之。〔郑大为，栾杰男. 任继学教授治疗急性心肌梗死经验［J］. 中华中医药学刊，2007，25（8）：1562-1563〕

任继学：生脉建中汤

【组成】生晒参 10g，大麦冬 10g，五味子 5g，赤芍 15g，桂枝 10g，生甘草 5g。

【功效】益气和中，养心和营。

【主治】心肌梗死恢复期。多在发病第 35 日以后，症见全身倦怠，动则气短胸闷，心动悸，纳呆，心胸时有隐痛，自汗，颜面有黄、红、白三色外现，舌淡红而隐见青色，苔薄白，脉多见虚弦或沉虚、结、代之象。

【用法】每日 1 剂，水煎，分 2 次服。

【经验】方中大麦冬滋阴润燥，生晒参大补元气、益肺生津，五味子益气生津、敛阴止汗，赤芍清热凉血，桂枝温经和营，生甘草调和诸药。此期应随证施治，并嘱患者防过劳、调情志、节饮食、避风寒，继续服药，定期复查。〔郑大为，栾杰男. 任继学教授治疗急性心肌梗死经验［J］. 中华中医药学刊，2007，25（8）：1562-1563〕

李玉奇：自拟羊藿叶饮子

【组成】羊藿叶15g，何首乌20g，玉竹10g，当归10g，瓜蒌皮20g，薤白15g，附子10g，肉桂15g，生地黄15g，麦冬15g，降香10g。

【功效】益气回阳。

【主治】冠心病心绞痛。症见心前区刺痛，时作时止，伴胸闷气短，心烦不寐，食少纳呆，面色萎黄，灰垢少华，四肢指趾厥冷，舌体胖，质淡，少苔，脉沉微结代。

【用法】每日1剂，水煎，分2次服。

【经验】李老认为，冠心病以心阳虚为本，气虚则血脉郁滞，故以益气回阳为大法，多年应用自拟羊藿叶饮子治疗本病疗效显著。方中羊藿叶，即淫羊藿，温补肾阳；伍附子、肉桂温阳通脉；何首乌、玉竹、生地黄、麦冬滋养心肾之阴；当归、降香活血止痛；瓜蒌皮、薤白化痰宽胸。偏心阳虚，重用肉桂、附子通脉回阳；偏心阴虚，重用生脉散以益气养阴；气滞怫郁，佐以白芍以和血柔肝；痰阻血脉而致肺气不宣，加二陈汤以祛痰宣肺；心阳虚、心阴虚交错出现，加莲子心、五味子以并调阴阳。应用本方尚需因人化裁，肥人加用二陈汤，瘦人重用何首乌、黄精；酗酒者加葛根、乌梅，嗜烟者加莲子心、黄柏；结合现代医学检测手段，如心房纤颤者，重用羊藿叶；见室性早搏者，重用苦参；传导阻滞者则重用附子、当归、白芍；心肌梗死者，重用瓜蒌皮、薤白、川芎等；兼高血压者，重用草决明、山楂；低血压者则重用玉竹。〔单书健，陈子华.古今名医临证金鉴·胸痹心痛卷〔M〕.北京：中国中医药出版社，2011，341〕

李济仁：归芎参芪麦味汤

【组成】当归 15g，潞党参 15g，紫丹参 15g，川芎 10g，五味子 10g，黄芪 20g，麦冬 12g。

【功效】益气养阴，活血化瘀，通络止痛。

【主治】冠心病心绞痛。症见心悸心慌，心中惕惕而动，伴体乏无力，畏寒胸闷，气短自汗，舌淡或有瘀点，苔薄白，脉细弱或虚大无力。

【用法】每日 1 剂，水煎，分 2 次服。

【经验】本病患者常素体虚损，复加饮食不节、情志失调、外邪侵袭等因素而诱发本病。对多种类型的冠心病，李老均以自拟归芎参芪麦味汤加减施治，疗效显著。方中当归功擅补血活血，与"血中气药"川芎配伍，更增活血化瘀、养血活血之功，故为主药；潞党参益气生津养血，黄芪补气升阳、益卫固表，辅佐主药来共同扶正；专入血分的紫丹参活血通络，祛瘀止痛；麦冬养阴润肺，益肾清心，生津除烦；五味子生津敛汗，敛肺滋肾，宁心安神。气虚、阳虚者加大黄芪用量，潞党参改为红参；阳虚明显者加肉桂、附子；瘀血重者加失笑散及红花、甘松；如若脉结代者则加苦参、甘松；痰浊壅盛者合瓜蒌薤白半夏汤加枳实；气机郁滞者加金铃子散、广郁金、枳实。〔范敬．李济仁主任治疗冠心病临证经验［J］．云南中医中药杂志，2010，31（4）：5-6〕

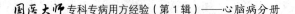

李辅仁：益心汤

【组成】党参20g，丹参20g，麦冬15g，五味子10g，龙眼肉10g，郁金10g，炒远志10g，石菖蒲10g，柏子仁10g，瓜蒌15g，薤白10g，葛根10g，生黄芪20g。

【功效】养心安神，化瘀通痹。

【主治】冠心病之气虚血瘀证。

【用法】每日1剂，水煎，分2次服。

【经验】李老认为，治疗冠心病时，以调其气血为首要。血气行血脉之中，因心气虚乏，心血不足，气虚而血流缓慢无力运行，形成血瘀，出现舌质暗或紫及脉象迟缓、迟涩或结等症状。方中党参、丹参自拟为二参汤，益气化瘀活血，配生脉散、生黄芪益气强心，益元气以扶正；炒远志、石菖蒲专治久病心痛，配龙眼肉、柏子仁，奏健脾宁心、启闭之功；葛根配丹参行滋润筋脉、活血化瘀、行血止痛之功。大便干燥者，加肉苁蓉30g；心火偏旺者，加炒栀子10g；口干者，加玄参10g，石斛10g；多梦者，加夜交藤30g；下肢浮肿者，加泽泻20g。〔刘毅.李辅仁学术特点［J］.山东中医学院学报，1993，17（5）：22-25〕

张学文：宽胸通痹汤

【**组成**】瓜蒌 15g，丹参 15g，生山楂 15g，炒酸枣仁 15g，鹿衔草 15g，薤白 10g，降香 10g，麦冬 10g，川芎 10g，赤芍 10g，桂枝 6g，三七 3g。

【**功效**】宣通宗气，活血通脉。

【**主治**】冠心病心绞痛。

【**用法**】每日 1 剂，水煎，分 2 次服。

【**经验**】张老认为，本病核心病理是血脉瘀滞，引起血脉瘀滞的病因虽然复杂，但主要是虚与痰。本病常发生在 40 岁以后，此时脏腑功能开始衰退，宗气生化不足，从而心脉灌注不足，胸阳不振，血液运行无力，血脉瘀滞。长期过食肥甘厚味、过食咸味，则损伤脏腑，尤其是脾胃受损，导致运化失常，清气不升，浊气不降，津液内停，聚而为痰，壅塞心脉，遏阻胸阳，从而脉道不通、气血瘀滞。心主血脉，心脉瘀滞则一身失养，功能衰退，是为虚。故本病是虚实夹杂之证，治疗要以益心宽胸通痹为总则。

方中瓜蒌、薤白宽胸利气，化痰散结，以祛痰浊之闭阻；丹参、生山楂、鹿衔草、降香、川芎、赤芍、三七活血行气，祛瘀止痛，以通心脉之痹塞，此类方药皆性质比较平和，具有活血而不伤血的特点，久服可避其弊端；炒酸枣仁、麦冬养心之阴血；桂枝助心阳之布展并可通脉，使痰散脉通，胸痹可解。心气不足者，加人参、黄芪；心阳不振者，加附子；心阴不足者多与吸烟有关，加西洋参、麦冬、五味子、柏子仁、玄参；心血不足者，加鸡血藤、当归、地黄；因情志诱发者兼以理气，加柴胡、郁金；痰阻严重者，加半夏、菖蒲、胆南星；瘀阻严重者，加葛根、延胡索、三七、桃仁。〔刘绪银.益心宽胸通痹治疗冠心病——国医大师张学文治疗心系疾病经验〔J〕.中医药导报，2011，17（8）：1-3〕

张镜人：冠通汤

【组成】丹参 9g，炒赤芍 9g，桃仁 4.5 ~ 9g，降香 3g，生香附 9 ~ 15g，广郁金 15g，全瓜蒌 15g，延胡索 9g，远志 3g，炙甘草 3g。

【功效】宣痹理气，活血化瘀。

【主治】冠心病心绞痛。

【用法】每日 1 剂，水煎，分 2 次服。

【经验】张老论治冠心病，常用药物不外乎宣痹（通阳）、理气（开窍）、活血、化瘀、益气、养阴、宁心安神、化痰、降血脂、降血压等 10 大类。本方中全瓜蒌宽胸散结，"瓜蒌能使人心气内洞"（内洞即舒畅之意）；香附开郁散气，"生则上行胸膈"，治冠心病需以生香附为宜；丹参、炒赤芍、桃仁、降香、广郁金活血化瘀，行气止痛，配合延胡索行血中气滞，气中血滞，镇痛功效显著；远志性善宣泄通达，助瓜蒌开心气；炙甘草调和诸药。气虚者，加党参 9g，兼脉结代加川桂枝 3g；阴虚者，加生地黄 12g，兼脉结代加党参 9g，大麦冬 9g，五味子 3g；痰湿者，加制半夏 6g，炒陈皮 6g；痰热者，加川贝母粉 3g（冲服），炒竹茹 6g；胸膺窒闷明显者，加砂仁 3g（后下），佛手片 6g 或檀香 15g，薤白头 9g；心前区痛甚者，加川楝子 9g，炙乳香 4.5g，炙没药 4.5g；刺痛或绞痛明显者，加红花 1.5g，失笑散 4.5 ~ 9g（包煎）；心前区疼窒闷者，还可加三七粉 1.5g，或冠心苏合丸，每日 2 ~ 3 次，每次 0.5 ~ 1 丸；兼心悸者，加炒酸枣仁 9g，茯苓 12g，茶树根 15g；血脂高属湿热瘀浊阻滞者，加茵陈 15g，泽泻 15g，或生山楂 9g，麦芽 12g；属肝肾阴虚者，加桑寄生 15g，制何首乌 9g，制黄精 9g；高血压者，加梧桐根 30g，桑树根 15g，枸杞根 15g，或桃树根 30g，决明子 9g。〔张亚声. 张镜人治疗冠心病的经验［J］. 上海中医药杂志，1997（12）：27-28〕

郭子光：芪葛基本方

【组成】黄芪 30～50g，制何首乌 20～30g，丹参 20～30g，葛根 20～30g，川芎 15～20g。

【功效】益气补虚，活血化瘀。

【主治】冠心病心绞痛。

【用法】每日 1 剂，水煎，分 2 次服。

【经验】郭老认为引起冠心病的原因，大多由于年老体衰，加之情志损伤，或劳逸失度，或饮食不节，或不良嗜好等使脏气亏损，尤其是心气耗伤，而心主血脉，气为血帅，心气亏虚运血无力，血行不畅，则心脉瘀滞，不通则痛，故心绞痛发作；心气不足，心脉痹阻，心失所养，故气短、心累、心悸、失眠。所以气虚是冠心病心绞痛发生的基本病理改变，血瘀因气虚而成，是继发病理产物；气虚为本，血瘀为标。整个病程中心累、气短、疼痛等症状常常存在，故气虚血瘀是冠心病心绞痛的基本病机，并贯穿其全过程。但由于素体禀赋强弱，体质差异，故其气虚有偏阴虚、阳虚，血瘀有夹痰湿、气郁等不同。

方中黄芪为君，用大剂量益气行血；制何首乌养血，使生气有源；丹参、川芎活血化瘀，与黄芪相伍行血活血；葛根辛甘和散，升散灵动，以解心脉阴血凝聚，达到活血化瘀的目的。该方大补已虚之气，使气旺而血行；化瘀阻之血，使瘀去而脉通；通则不痛，血行通畅，心脉自然无恙。若气虚偏心阳不振者，则畏寒、面白少神、肢冷、舌淡苔白润、脉沉细弱，用基本方加桂枝甘草汤温通心阳，阳虚重者，再加制附片15~20g；偏气阴虚、虚阳浮亢者，则见面红心烦、口苦口干、舌红、苔薄黄少津、脉多细数，基本方暂去黄芪加太子参、麦冬、苦参或黄连；若血瘀夹气郁者，则胸有紧缩感或堵塞感、嗳气略舒、苔无定象、多有瘀点、脉弦，加延胡索、香橼、郁金；如大便干结、腑气不通者，每加重通腑，加瓜蒌仁30g；夹痰湿者，则胸憋闷、多形肥、舌淡胖苔白滑，加入薤白、全瓜蒌、法半夏；如睡眠不佳，更损气阴，酌加合欢皮、酸枣仁；或心痛原本较甚，或安装支架，或搭桥手术后阻塞又致心痛者，均为心络瘀阻太甚，当搜剔络脉，酌加水蛭、血竭、三七粉之类。用本方辨证加减，对许多临床治疗棘手的难治性冠心病多应手而效。〔王辉.郭子光教授应用芪葛基本方治疗冠心病经验［J］.中国中医急症，2012，21（8）：1240-1241〕

路志正：肾心痛方

【组成】淡附子 6g（先煎），淫羊藿 15g，肉苁蓉 10g，熟地黄 12g（先煎），紫丹参 15g，太子参 12g，白术 12g，茯苓 20g，芍药 12g，麦冬 10g，五味子 4g，生牡蛎 20g（先煎）。

【功效】温肾阳，益心气。

【主治】厥心痛之肾心痛。

【用法】每日 1 剂，水煎，分 2 次服。

【经验】冠心病心绞痛属疑难病之一，复发率高，治愈难。路老在治疗上不求速效，以为其病本为命门火衰，不能上济于心。君火必须赖相火之温煦，始能离照当空，心君泰然。若命门火衰，则失于气化而不能上济于心，致阴盛阳微，气血滞涩，痹而不通而为肾心痛之重症。肾心痛的病位虽在心，其本在肾，治病必求于本。经路老给予温补命门之火，使周身气血得到调和。方中取淡附子味辛大热，专走命门，以纯阳之味补先天命门真火；淫羊藿温补肾阳，共为君。熟地黄养血滋阴，以制附子之刚而济其勇；生脉饮合芍药以益心养阴为臣。此时不忘扶脾，以白术、茯苓益气健脾利湿，泄水寒之气，为佐；生牡蛎宁心安神，敛阴潜阳，为使，使顽症得愈。〔杨丽苏.路志正从肾论治心痛的经验［J］.安徽中医临床杂志，1998（5）：299-300〕

路志正：芳香化浊方

【组成】藿香 10g，苏梗 10g，半夏 10g，瓜蒌 10g，石菖蒲 10g，竹茹 10g，丹参 12g，郁金 9g，旋覆花 6g，枳壳 6g，泽泻 6g。

【功效】芳香化浊，涤痰祛瘀。

【主治】冠心病心绞痛。

【用法】每日 1 剂，水煎，分 2 次服。

【经验】路老认为，冠心病心绞痛以中老年多发，年逾半百，气血不足，阴阳失衡，痰瘀互结，心脉痹阻，致使本病发生。他提出此类患者的治疗应以芳香化浊为主，涤痰祛瘀为辅，以达胃和心安之效。方中选用藿香、苏梗芳香化浊；半夏、瓜蒌开胸化痰；石菖蒲、竹茹和胃化痰；丹参、郁金理气活血；旋覆花、枳壳理气化浊；泽泻利小便，使湿有去路。气血阴阳俱虚者，加生脉散，或加黄芪 15g，当归 10g；阴寒盛者，加制附子、桂枝各 10g；高血压阳亢者，加钩藤 10g，草决明 20g，白蒺藜 12g；下肢水肿者，加猪苓 12g，大腹皮、大腹子各 10g；大便干结者，加火麻仁 15g，川朴、桃仁、杏仁各 10g；妇人伴肝郁者，加绿萼梅 12g，玫瑰花 10g。〔杜少华，张敏，赵艳萍.路志正老中医芳香化浊治疗心绞痛经验［J］.新疆中医药，2003（2）：38〕

路志正：香砂六君子汤加味

【组成】党参 10g，炒白术 10g，茯苓 12g，陈皮 9g，砂仁 6g，广木香 3g，枳实 10g，桂枝 6g，白芍 10g，丹参 12g，炙甘草 6g。

【功效】健运中气。

【主治】中气不足所致胸痹心痛。症见胸痛隐隐、时作时止、动则尤甚，兼见心悸气短、倦怠乏力、食少纳呆、腹胀便溏，舌质淡胖或有齿痕、苔薄白，脉沉细无力或见结代。

【用法】每日 1 剂，水煎，分 2 次服。

【经验】路老治病注重脾胃，认为胸痹的发生、发展、转归、预后，都与脾胃的功能状态密切相关，有直接因果关系，故调中央以通达四旁。治以健运中气，以香砂六君子汤、桂枝汤合方化裁。方中以香砂六君子汤益气化痰，行气温中；桂枝、白芍调和营卫，伍丹参活血祛瘀、养心安神、行气止痛。如心悸明显，或失眠多梦，易惊善恐者，重用炙甘草，并加酸枣仁、琥珀粉；舌有瘀斑，血瘀较著者，加红花、川芎；兼头目昏蒙者，加葛根。〔高荣林，李连成.路志正调理脾胃法治疗胸痹的经验［J］.中国医药学报，1996（3）：33-34〕

路志正：黄连温胆汤合小陷胸汤加减

【组成】半夏 10g，陈皮 9g，茯苓 15g，菖蒲 10g，郁金 10g，瓜蒌 12g，枳实 6g，黄连 1.5g，竹茹 12g，旋覆花 12g（包煎），甘草 6g。

【功效】健脾涤痰。

【主治】胸痹心痛之痰浊壅塞证。症见胸部窒闷而痛，或胸痛彻背，兼见胸满咳喘、心下痛闷、恶心欲呕、肢体沉困酸楚、形体丰腴、舌淡红略暗、苔厚腻，脉弦滑或沉伏。

【用法】每日 1 剂，水煎，分 2 次服。

【经验】路老认为，由于人们饮食习惯与生活条件的变化，痰浊夹热者较多。脾胃损伤常见气虚、血少、湿蕴、痰阻、瘀血等证，而导致发生胸痹。辨治疾病要着眼于发病的根源，脾胃损伤是胸痹发病的关键因素，故调理脾胃是胸痹治本之道。脾运健旺则气血化生，脾运一行则痰浊、湿浊自化，瘀血消，脉道畅，胸阳展而痹窒除。治以健脾涤痰，用黄连温胆汤合小陷胸汤加减。方中以黄连温胆汤清热燥湿，理气化痰；小陷胸汤清热涤痰，宽胸散结；菖蒲化湿和胃，郁金、旋覆花行气。见口干苦，心烦，苔黄，痰热较甚者，加黄芩、栀子；大便秘结，属痰热者，重用瓜蒌，加生大黄；属痰湿者，加皂角子，重用菖蒲；面苍肢凉，脉细数无力，或脉微而迟，见心阳虚衰者，去黄连、竹茹，加附片、淫羊藿。〔高荣林、李连成.路志正调理脾胃法治疗胸痹的经验［J］.中国医药学报，1996（3）：33-34〕

颜德馨：益心汤

【组成】党参、黄芪各 20g，葛根、赤芍、川芎各 9g，丹参 15g，山楂、决明子各 30g，石菖蒲 4.5g，降香 3g。

【功效】益气养心，活血通络。

【主治】胸痹心痛之气虚血瘀证。症见胸闷心痛，神疲气短，劳则易发，汗出，形寒喜暖，舌淡有瘀点，苔薄白，脉细弱或结代。

【用法】每日 1 剂，水煎，分 2 次服。

【经验】颜老认为，本病多本虚标实，以心气虚为本，瘀血为标，主张用益气化瘀法治疗本病。方中重用党参、黄芪养心益气为君，辅以葛根、川芎、丹参、赤芍、降香、山楂活血通脉为臣，君臣相配旨在益气活血。气足则助血行，血行则瘀血除。佐以决明子疏通上下气机，以增活血之力。使以石菖蒲引诸药入心，开窍通络。诸药同用，共奏益气养心、行气活血、祛瘀止痛之功。实践证实，益气与活血同用，既能迅速缓解胸闷心痛，又有利于祛瘀生新。瘀血去，新血生，促使精血转化，气血旺盛。若纯用党参、黄芪益气补中，可致气愈滞，血愈瘀；单用活血化瘀药则气愈耗，血愈亏。故拟补气活血同用的"益心汤"以通为补，通补兼施。即沈金鳌所谓"补益攻伐相间并追，方为正治"。〔颜乾珍. 颜德馨教授治疗胸痹验方"益心汤"[J]. 江苏中医药，1992（4）：25〕

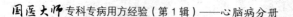

颜德馨：麻黄附子细辛汤加味

【组成】熟附子 6g，炙麻黄 9g，细辛 4.5g，生蒲黄 9g（包煎），丹参 15g，葛根 15g。

【功效】温运阳气，活血通络。

【主治】肺心病之心气阳虚证。

【用法】每日 1 剂，水煎，分 2 次服。

【经验】心肺同病，咳喘日久，水饮内蓄，阻于心阳，阳气耗损，血脉失畅，致痰、湿、瘀交结不化。方中熟附子辛热，有大毒，其性走而不守，专能振奋阳气，可突破正邪相峙的局面，有退阴回阳之力、起死回生之功。炙麻黄作用在肺，其效甚短，必与熟附子配伍，肺肾同治，内外协调，振奋已衰之肾阳。细辛入肺、肾二经，功能温饮定喘，其辛散有余，但合以熟附子，攻补兼顾，有相得益彰之功。佐以生蒲黄、丹参活血化瘀，葛根升发清阳，共奏温运阳气之功。诸药合用，中病即止，以平为期。〔严夏，周文斌，杨志敏.颜德馨教授治疗心衰经验摭拾〔J〕.实用中医内科杂志，2003，17（6）：447〕

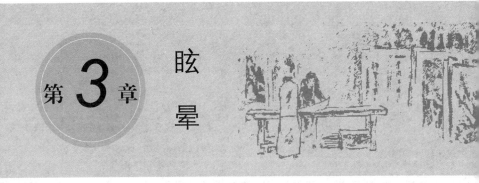

第 3 章 眩晕

　　眩晕是由风阳上扰、脑窍失养等所致常见脑科疾病，临床主要表现为头晕目眩、视物旋转，甚则如坐舟车，坐立难安，常伴恶心、呕吐、汗出等症。本病虚实相兼，虚者多因气血亏虚、肝肾阴虚、髓海不足，实者多由肝风内动、痰瘀壅遏所致，分别宜用补益气血、滋养肝肾、填精生髓及平肝息风、化痰行瘀等法治疗。凡现代医学梅尼埃综合征、颈椎病、椎－基底动脉系统血管病、高血压病、脑动脉硬化、贫血等临床表现以眩晕为主要症状者均可参照本章内容辨治。

　　本章收录了方和谦、邓铁涛、朱良春、任继学、李玉奇、李济仁、李振华、李辅仁、张琪、张学文、周仲瑛、徐景藩、郭子光、路志正、颜正华、颜德馨等国医大师治疗本病的验方共45首。方和谦认为，本病的发生不外风、火、痰之邪入侵，治以凉肝潜阳、滋养肝肾为主；邓铁涛细辨诸证，灵活运用平肝潜阳、引火归原、滋肾养肝、益肾潜阳诸法；朱良春以病证结合为思路，采用大补气血、活血化瘀法治疗脑震荡后眩晕，取益气化痰、活血通脉法治疗高血压病伴血脂异常，选镇肝息风、酸敛潜阳法治疗高血压病；任继学用温肾清肝、引火下行、平肝降压法治高血压，以健脾化饮、理气

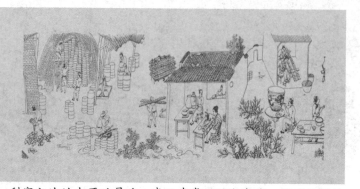

利窍之法治内耳眩晕症；李玉奇常用泻火散瘀、化痰平肝法治疗；李济仁认为本病多因肾阴不足，致肝阳上扰，甚而阳盛风动为患，故拟平肝潜阳降压、滋养肝肾之法；李振华认为此病多见阴虚肝热之证，常用滋阴清肝法；李辅仁多用滋补肝肾、平肝息风和补气养血、升清降浊法取效；张琪治疗本病，多从养血柔肝、平肝清热息风、育阴潜阳、益肾填精、和胃化痰、益气升清、温阳化饮等法而拟方；张学文指出，肝风夹痰上扰及水虚木旺、肝阳化风是本病的常见病机，治疗常选用化痰息风、益肾定眩及平肝息风、益肾活血之法；周仲瑛论治本病常从风阳上亢、痰火上扰、气血不和、阴虚阳亢、阴虚及阳5型入手；徐景藩认为，眩晕病不离乎肝，肝阳之上扰，每兼痰饮为患，善用化痰涤饮、平肝止眩之方；郭子光治疗本病，采用镇肝潜阳之法，更佐以利水化饮，引上逆之风痰下行，有上病下治之义；路志正认为高血压病以血络拘挛、瘀滞风动为基本病机，妙用养血疏肝益气、滋阴泻火降压之法；颜正华擅用滋阴潜阳、祛痰燥湿、补益气血等法；颜德馨认为，气虚痰瘀、肝风夹痰、阴虚阳浮、血虚风动、痰浊中阻、瘀血阻络为本病临床常见证型。

方和谦：天麻钩藤饮加减

【组成】生石决明 15g，钩藤 10g，怀牛膝 6g，天麻 6g，生杜仲 10g，夜交藤 12g，石斛 10g，茯苓 10g，泽泻 10g，牡丹皮 10g，玉竹 12g，薄荷 5g，白菊花 10g。

【功效】凉肝潜阳，滋养肝肾。

【主治】肝肾亏虚，肝阳上亢者，症见头晕头痛较甚，急躁易怒，口苦，舌红少苔，脉弦细。

【用法】每日 1 剂，水煎，分 2 次服。

【经验】方老认为，本病的发生不外风、火、痰之邪入侵。肝为风木之脏，体阴而用阳，主升主动。因烦劳致肝阳上亢，清窍受扰，故头晕；肝阳上亢，扰乱心神，心火上炎则见心烦口苦、眠差易醒之症。头晕脑涨乃肝风上扰清窍所致，故本病的治疗先以天麻息风止痉，清热平肝，以化肝风；生石决明既平肝潜阳，又泻肝火；怀牛膝活血通经，引血下行，有"治风先治血，血行风自灭"之意。薄荷配白菊花，加强清肝明目、清利头目之功，如此配伍，使肝风得息，肝火得清，肝血得养，则无头晕眼花之昏厥；生杜仲补肝肾，强筋骨，益精血；茯苓、泽泻健脾利水；夜交藤养心安神，因为神安则寐，寐则阳得如阴，阴阳相交，以抑孤阳之偏亢；加用石斛、玉竹养阴柔肝。如此配伍，肝肾得补，相火得清，阴阳得以调和。〔邓小英.古今名医临证实录丛书·高血压〔M〕.北京：中国医药科技出版社，2013，178；高剑虹.方和谦临床应用薄荷验案〔J〕.北京中医药，2008，27（1）：46-48〕

邓铁涛：石决牡蛎汤

【组成】石决明 30g（先煎），生牡蛎 30g（先煎），白芍 15g，牛膝 15g，钩藤 15g，莲子心 6g，莲须 10g。

【功效】平肝潜阳。

【主治】肝阳上亢型高血压病，症见头晕头痛，烦躁易怒，夜睡不宁，口苦或干，舌边尖红（或如常），苔白或黄，脉弦有力。

【用法】每日 1 剂，水煎，分 2 次服。

【经验】滋补肝肾、平肝潜阳为高血压正治之法。邓老借用叶天士辨治肝风的思路，将叶氏"缓肝之急以息风，滋肾之液以驱热……介以潜之，酸以收之，厚味以填之，或用清上实下之法"应用于高血压病肝阳上亢证的治疗。方用石决明、生牡蛎介以潜之为主药，钩藤、白芍酸以收之，缓肝之急，平肝息风为辅药；莲子心清上，清心平肝，莲须实下，益肾固精为佐，牛膝下行为使药。如苔黄、脉数有力者加黄芩；若兼阳明实热便秘者，可加大黄之类泄其实热；苔厚腻者去莲须加茯苓、泽泻；头痛甚属热者，加菊花或龙胆草；头晕甚者加明天麻；失眠者加夜交藤或酸枣仁。〔邓铁涛. 邓铁涛医集［M］. 北京：人民卫生出版社，1995，2-3；李南夷，李艺. 邓铁涛教授诊治高血压病的经验［J］. 中华中医药学刊，2014，32（5）：974-977〕

邓铁涛：浴足方

【**组成**】怀牛膝、川芎各 30g，天麻、钩藤（后下）、夏枯草、吴茱萸、肉桂各 10g。

【**功效**】益肾平肝，引火归原。

【**主治**】高血压见头晕、头痛、胸闷等症者。

【**用法**】水煎浴足，每日 1 剂。具体用法如下：加水 2000mL 煎煮，水沸后再煮 20 分钟，取汁温热（夏季 38℃~41℃，冬季 41℃~43℃），倒进恒温浴足盆内浴足 30 分钟。每日上午、下午各浴足 1 次，疗程为 2 周。

【**经验**】高血压的主要病机在于肝肾阴虚，肝阳上亢，气血上逆，上实下虚。《素问》云"血之与气，并走于上"，是对本病病机的基本认识。邓老认为，治疗高血压的关键在于从整体上调整人体气血阴阳，使上亢之虚阳、上逆之气血下行，疏通经络气血，恢复阴平阳秘、气血调畅的生理状态。方中怀牛膝、川芎、肉桂活血行气通脉，补益肝肾；吴茱萸、夏枯草疏肝解郁，引肝气下降，气降火亦降；天麻、钩藤清热息风，平肝潜阳。全方合用，含滋水涵木、釜底抽薪之义。现代中药药理学研究表明，浴足方中怀牛膝、川芎、天麻、钩藤、肉桂、吴茱萸、夏枯草均有降压作用。其中怀牛膝、川芎、吴茱萸还有利尿作用，钩藤有钙拮抗作用，肉桂有扩张外周血管、降低外周血管阻力的作用。另外，足部有诸多穴位，其中不少穴位有明显的降压作用，再通过药物的药理作用，使降压作用进一步加强。〔黄桂宝，陈笑银，张立军，等.邓铁涛教授浴足方治疗高血压病 30 例临床观察〔J〕.新中医，2008，40（5）：37-38〕

邓铁涛：莲椹汤

【组成】莲须 12g，桑椹 12g，女贞子 12g，墨旱莲 12g，山药 15g，龟甲 30g（先煎），生牡蛎 30g（先煎），牛膝 15g。

【功效】滋肾养肝。

【主治】肝肾阴虚型高血压病，症见眩晕耳鸣、心悸失眠、腰膝无力、记忆力减退，或盗汗遗精、形瘦口干，舌质嫩红、苔少，脉弦细或细数。

【用法】每日 1 剂，水煎，分 2 次服。

【经验】本型常见于久患高血压者，常因肝阳过亢不已而致伤阴伤肾所致。对肝肾阴虚型高血压病者，宜滋肾养肝，但勿滋腻碍脾生痰。此方以莲须、桑椹、女贞子、墨旱莲滋养肝肾为主药，莲须益肾固精，桑椹滋阴补血，女贞子、墨旱莲滋阴补肾；山药、龟甲、生牡蛎为辅药，平肝潜阳，滋补肝肾；牛膝为使药，益肝肾而引血下行。气虚者，加太子参；舌光无苔者，加麦冬、生地黄；失眠心悸者，加酸枣仁、柏子仁。〔邓铁涛.邓铁涛医集［M］.北京：人民卫生出版社，1995，2-3；李南夷，李艺.邓铁涛教授诊治高血压病的经验［J］.中华中医药学刊，2014，32（5）：974-977〕

邓铁涛：肝肾双补汤

【组成】桑寄生 30g，何首乌 24g，川芎 9g，淫羊藿 9g，玉米须 30g，杜仲 9g，磁石 30g（先煎），生龙骨 30g（先煎）。

【功效】益肾潜阳。

【主治】阴阳两虚型高血压病，症见头晕眼花、耳鸣腰酸、腰痛，或阳痿遗精、夜尿多、自汗盗汗，或形寒肢冷、气短乏力，舌淡嫩或嫩红、苔薄白润，脉细弱。

【用法】每日 1 剂，水煎，分 2 次服。

【经验】高血压以阴虚阳亢为之常，阳气亏虚为之变。本型阴损及阳，以致阴阳两虚，常见于高血压病后期。桑寄生、何首乌补益肝肾，淫羊藿、杜仲温肾养阳；佐以川芎、玉米须活血利水，磁石、生龙骨镇心平肝。兼气虚者，加黄芪 30g；以肾阳虚为主者，用附桂十味汤（肉桂 3g，熟附子 10g，黄精 20g，桑椹 10g，牡丹皮 9g，云苓 10g，泽泻 10g，莲须 12g，玉米须 30g，牛膝 9g）。〔邓铁涛. 邓铁涛医集［M］. 北京：人民卫生出版社，1995，2-3；李南夷，李艺. 邓铁涛教授诊治高血压病的经验［J］. 中华中医药学刊，2014，32（5）：974-977〕

邓铁涛：赭决九味汤

【组成】黄芪、代赭石各30g，党参、茯苓各15g，陈皮6g，法半夏12g，炒草决明24g，白术10g，甘草3g。

【功效】健脾益气，化痰泻浊，平肝降逆。

【主治】气虚痰浊型高血压，症见眩晕，头脑欠清醒，胸闷，食少，倦怠乏力，或恶心，吐痰，舌胖嫩，舌边有齿印，苔白厚或浊腻，脉弦滑或脉虚大而滑。

【用法】每日1剂，水煎，分2次服。

【经验】气虚痰浊型高血压多因劳心、过度伤心，心脾受损，一方面可因痰浊上扰、土壅木郁、肝失条达而成高血压；另一方面脾阴不足、血失濡养、肺失肃降、肝气横逆而成高血压。这一类高血压，往往兼见心脾之证。方中重用黄芪合六君子汤补气以除痰浊，配以代赭石、炒草决明以降逆平肝。若兼肝肾阴虚者，加何首乌、桑椹、女贞子之属；若兼肾阳虚者，加肉桂心、仙茅、淫羊藿之属；若兼血瘀者，加川芎、丹参之属。凡高血压病均应加重镇之品，审其阴、阳、虚、实、痰浊等不同，选用不同药物。如阴虚者，用龟甲、鳖甲；阴虚阳亢者，选生牡蛎；痰浊者，加代赭石；阳虚者，用磁石。另外，脉压差小者（18～20mmHg），宜大补其气，用参、芪；凡降压用黄芪30g以上，而升压用补中益气汤（黄芪不可重用）；维持血压用黄芪30g，何首乌30g，桑椹12g，杜仲10g，坚持常服，可使血压平稳，以补肾养肝。〔吴焕林，林晓忠. 邓铁涛运用调脾法治疗高血压病的临床经验［J］. 中国中医基础医学杂志，2005，11（5）：400〕

朱良春：健脑散

【组成】红参 15g（参须 30g 可代），地鳖虫、当归、枸杞子各 21g，制马钱子、川芎各 15g，地龙、制乳香、制没药、炙全蝎各 12g，紫河车、鸡内金各 24g，血竭、甘草各 9g。

【功效】大补气血，活血化瘀。

【主治】脑震荡后遗症出现头晕而痛，健忘神疲，视力减退，周身酸痛，天气变化时则更甚；食欲不振，睡眠欠佳，易于急躁冲动；面色黧黑，舌有瘀斑，脉多沉涩或细涩者，均可用之。严重神经官能症患者，亦可用之。

【用法】研末，每服 4.5g，早晚各 1 次。

【经验】脑震荡后遗症多呈现"虚中夹实"之证，因其虚，必须大补气血、滋养肝肾；因其实，气血瘀滞，又须化瘀活血。方中取红参、枸杞子、紫河车、当归养血益气、滋补肝肾，精血旺，则髓海充；选地鳖虫、地龙、制乳香、制没药、炙全蝎、鸡内金、血竭化瘀通络，疗伤定痛；马钱子制后毒即大减，善于通络止痛，消肿散结，尤有强壮神经之功，对此症之恢复，有促进作用；川芎既能行气活血，又能载药直达病所。全方攻补兼施，标本结合，故奏佳效。本方用后一般 1~2 周始见效，以后持续服用 2~3 个月，多能治愈。如有阴虚或阳虚或痰浊内阻者，应配合辨治之汤剂以助之。

方中马钱子有剧毒，需经炮制，一般先用水浸一日，刮去毛，晒干，于麻油中煎炸，应掌握火候，如油炸时间太短，则内心呈白色，服后易引起呕吐等中毒反应，如油炸时间过长，其内发黑而炭化，往往失效。所以在炮制中，可取一枚切开，如呈紫红色则最为合度。方中诸药晒干，共研极细末，用胶囊装盛亦可。每服4.5g，早晚各1次，开水送下，可连续服用2~3个月。〔朱良春.健脑散〔J〕.中医杂志，1989（1）：44〕

朱良春：双降汤

【组成】水蛭 0.5～5g（粉碎装胶囊），广地龙 10g，生黄芪 30g，丹参 30g，生山楂 30g，豨莶草 30g，当归 10g，赤芍 10g，川芎 10g，泽泻 18g，甘草 6g。

【功效】益气化痰，活血通脉。

【主治】气虚痰瘀兼夹之高血压伴血脂异常，症见头昏而重，全身乏力者。

【用法】每日 1 剂，水煎，分 2 次服。

【经验】朱老指出，高血压的病因病机虽以肝肾阴阳平衡失调、阴虚阳亢为其关键，但临床证实气虚夹痰瘀亦是其主要病机之一。盖气虚则血运无力，血流不畅，久而成瘀；气虚则运化无能，膏粱厚味变生痰浊，乃至气虚痰瘀互为因果。如脂浊黏附脉络血管，络道狭窄，遂成高血压；脂浊溶于营血，遂致血黏度增高，乃变生诸症。因此，朱老从气虚夹痰瘀着眼拟定此方。方中用水蛭、广地龙破血逐瘀为主药，合丹参、当归、赤芍、川芎活血通脉；生山楂、泽泻、豨莶草除调脂泻浊之外，尚有祛瘀降压之效；重用生黄芪补气降压，取其双向调节之妙，补气则血行畅达，又免除破瘀伤正之弊。

兼失眠者，宜镇心安神，常加生龙骨、生牡蛎、酸枣仁、合欢皮、夜交藤、茯神；心烦者，加生山栀、淡豆豉、川黄连；便秘者，加全瓜蒌、决明子、麻子仁、何首乌，其中何首乌虽能够通便、调脂，但应注意其含有蒽醌类物质，不宜长期使用。〔邱志济，朱建平，马璇卿.朱良春治疗高血压病用药经验特色选析［J］.辽宁中医杂志，2002，29（4）：194-195；吴坚，高想，蒋熙.国医大师朱良春高血压病辨治实录及经验撷菁［J］.江苏中医药,2014,46（7）:1-3〕

朱良春：镇肝息风汤加减

【组成】怀牛膝15g，生代赭石30g，生龙骨30g，生牡蛎30g，生龟甲15g，乌梅15g，甘草6g，生麦芽15g，茵陈15g，川楝子10g，天冬15g，玄参9g。

【功效】镇肝息风，酸敛潜阳。

【主治】肝肾阴虚、肝阳上亢之高血压病，或肝风内动、气血逆乱并走于上之上实下虚证。

【用法】每日1剂，水煎，分2次服。

【经验】张锡纯云："肝木失和，风自肝起，又加肺气不降，肾气不摄，冲气、胃气又复上逆，于斯脏腑之气皆上升太过。"张氏此说乃识得高血压病只是一种标象，其病机乃是多脏腑关系失调之故，与肺胃冲气、肾虚皆有关系。所拟镇肝息风汤，由怀牛膝、生代赭石、生龙骨、生牡蛎、生龟甲、乌梅、甘草、生麦芽、茵陈、川楝子、天冬、玄参组成，绝非头痛医头，脚痛医脚。与今之时医见高血压则单纯降压不可同日而语。此方标本兼治，诚为独识卓见。张锡纯方解云："重用牛膝以引血下行，此为治标之主药。而复究病之本源，用龙牡、龟甲、白芍以镇肝息风；赭石以降胃降冲；玄参、天冬以清肺气，肺中清肃之气下行，自能镇制肝木。"

朱老深究张氏力主酸敛以救欲脱之候、元气之虚、阴阳失和、心火暴甚、本气自病、湿土生痰、水不涵木等治肝独识卓见，结合清代善用乌梅敛肝的"知梅学究"刘鸿恩的经验，在镇肝息风汤中用乌梅易白芍，因白芍敛肝力微，故重用乌梅以敛肝阳、肝风，使镇肝息风汤添入敛肝息风之猛将，颇能提高疗效，确有画龙点睛之妙。而朱老在治疗中风时用镇肝息风汤，则去麦芽、茵陈、川楝子，乃因考虑中风证兼夹痰瘀或肾虚等因。而用镇肝息风汤治肝阳上亢、肝风内动之高血压病则不去麦芽、茵陈、川楝子，乃因朱老遵张氏之说："盖肝为将军之官，其性刚强，若但用药强制，或转激其反动之力。茵陈为青蒿之嫩者，得初春少阳生发之气，与肝木同气相求，泄肝热兼疏肝郁，实能将顺肝木之性；麦芽为谷之萌芽，生用之亦善将顺肝木之性，使不抑郁；川楝子善引肝气下达，又能折其反动之力。"此论乃正合肝阳上亢或肝风内动之高血压病的治疗用药规律，亦是谨守原方之理。朱老指出，由于高血压的发病机制是以内因为主，其病变主要在肝，因此治肝、调肝，尤其是敛肝是治疗高血压的关键。盖乌梅最能补肝且能敛肝，其敛肝的奇特效果是通过敛肝而达到疏肝理气、滋阴养血、补虚祛实、平息肝阳肝风之效，既敛虚热，又敛实热。〔邱志济，朱建平，马璇卿.朱良春治疗高血压病用药经验特色选析［J］.辽宁中医杂志，2002，29（4）：194-195〕

任继学：降压汤

【组成】炮附子15g，吴茱萸15g，透骨草30g，罗布麻15g，青葙子15g，茺蔚子15g。

【功效】温肾清肝。

【主治】轻中度高血压所致之眩晕、头痛等。

【用法】文火水煎，浴足。

【经验】肾命亏乏、水火偏颇、生化功能不全是高血压病成之本，气血逆乱、水精代谢失常是病成之机。《素问·厥论》谓"阴脉者，集于足下而聚于足心"；《针灸大成》载"气上走贲上，刺足下中央之脉"；《理瀹骈文》点明"凡治下部肝肾之病，皆宜贴足心"，"龙雷之火，五脏起相为煽，引火涌泉津涂"。故用"降压汤"浸泡两足，上病下取。方中炮附子"禀雄壮之质，有斩关夺将之气"（虞抟），性味辛热，走而不守，通行诸经，助行药势，"能引火下行"（《本草备要》），炮制后，"毒性尽去，且令下行"（《药性解》），故外治高血压病效果良好，且可避免内服产生的毒副作用，但需重用至15g。吴茱萸辛热性上，味苦善降，"下气最速"（《本草便读》），研末醋调敷足心，可治疗口舌生疮、高血压病，"其性虽热，而能引热下行，盖亦从治之义"（《本草纲目》）。《理瀹骈文》指出："引热下行……皆宜用附子、吴萸等药敷足心。"故二者配伍，可引火归原，导龙入窟以安其位。透骨草辛散善行，苦温燥湿，功专祛风湿、舒筋活血、止痛解毒。效如其名，透骨草还可引药入骨，促进药物的透皮吸收。汪连仕《采药书》中记载："透骨草……大能软坚，取汁浸龟甲，能化为水，合金疮，入骨补髓。"可为其透骨疗伤作用的佐证。"凡药中用透骨草少许，即能深入骨髓"（《理瀹骈文》），其在方中作为佐使药，引药力透皮入骨，直达病所，但宜重用至 30g。罗布麻平肝降压，茺蔚子"清肝散热和血"（《本草经疏》），"重坠下降，故能平逆"（《本草正义》）。全方配伍，药力透皮入骨，走窜经络，引火下行，平肝降压，且外用避免了内服易导致伤脾败胃等副作用。方中诸药合用，调畅气机，安全平稳降压。上药水煎取汁 2500mL，晨泡 20 分钟，晚泡 30 分钟，每剂用 3 日。

阴虚阳亢证，加大生地黄、玄参、生龟甲、生石决明、女贞子；风阳上冒证，加熟地黄、钩藤、生牡蛎、刺蒺藜、灵磁石、天麻、赤芍；痰瘀阻络证，加地龙、酒大黄、红花、制南星、丝瓜络、生蒲黄、川芎、苏木。另加桃仁、夏枯草，可加强利尿镇静降压作用。

〔任喜尧.任继学教授"降压汤"解［J］.陕西中医，2005，26（11）：1240；王颖，童延清，刘舒爹."降压汤"泡脚治疗轻中度高血压的机理探讨［J］.中国社区医师，2006，8（1）：47-48〕

任继学：泽泻汤加味

【组成】泽泻15g，白术15g，茯苓20g，路路通15g，丝瓜络10g，地肤子15g，白芥子9g，枳实10g，天麻10g。

【功效】健脾化饮，理气利窍。

【主治】水饮闭窍之内耳眩晕症，症见头晕如蒙，胸闷，口中黏腻，恶心，呕吐，耳鸣，或心悸、喜卧，舌淡红，苔白腻，脉多弦滑。

【用法】每日1剂，水煎，分2次服。

【经验】本病之病机，关键在于外邪入侵人体，或脏腑邪毒内停，导致经络受阻，闭塞不通。津血滞流，清气不入，则浊气上逆，发为脑转，引动目系，则旋转作。若因水毒而起者，必当渗湿通利。方用泽泻、白术、茯苓健脾利水，路路通、丝瓜络通经利水，地肤子、白芥子、枳实活血、理气、化痰以通利，佐天麻平肝息风。呕吐不止者，加生姜、清半夏；胸闷不除者，加瓜蒌皮、薤白；食欲不振者加红曲、谷芽、砂仁。〔任继学.任继学经验集［M］.北京：人民卫生出版社，2000，167〕

任继学：活络豁痰方

【组成】苏木 10g，川芎 10g，赤芍 15g，清半夏 10g，红花 10g，白芥子 9g，刺蒺藜 15g，泽泻 15g，茯苓 15g。

【功效】活络豁痰。

【主治】痰瘀塞窍之内耳眩晕症，病程长，症见头晕刺痛，两目肉轮青黑，耳内时刺痛，口干不渴，舌赤两侧多有瘀点，苔少，脉多沉涩。

【用法】每日 1 剂，水煎，分 2 次服。

【经验】痰瘀阻塞，上扰于脑，使脑之神机不宁，发为眩晕。方用苏木、川芎、赤芍、红花活血通脉，清半夏、泽泻、茯苓、白芥子、刺蒺藜化痰利窍。头痛而昏者，加菊花、天麻、土茯苓治之。

〔任继学.任继学经验集［M］.北京：人民卫生出版社，2000，168〕

李玉奇：经验方

【组成】苦参15g，茺蔚子15g，决明子20g，山楂15g，槐花20g，五味子10g，磁石15g，牛膝15g，天竺黄15g。

【功效】泻火散瘀，化痰平肝。

【主治】高血压，兼有心律不齐、血脂异常者。

【用法】每日1剂，水煎，分2次服。

【经验】本方对Ⅰ～Ⅱ期高血压疗效显著。分析其药物，决明子、磁石、五味子平肝潜阳，补益肾精；天竺黄、山楂泄热豁痰，散瘀疏滞；槐花、茺蔚子、苦参、牛膝活血顺气，凉肝清热，通利下行。全方具有泻火散瘀、化痰通利、益精育阴、平肝潜阳的功效。治标顾本，双管齐下，对肝阳上扰和肝火上炎之眩晕、头痛、目赤、舌红、脉弦者颇为适合。据现代药理研究，方中决明子、牛膝、槐花、山楂等均有降血压和降血脂作用，苦参能调整心律，对室性早搏疗效较好。

如肝热重者，加龙胆草、栀子等；阳亢者，加龙骨、牡蛎等；痰热者，加胆南星等。〔张方胜.中华传世医方·上卷［M］.北京：科学技术文献出版社，1999，333〕

李济仁：平潜降压汤

【组成】磁石 30g（先煎），珍珠母 30g（先煎），炒决明子 30g，天麻 12g，钩藤 12g（后下），怀牛膝 12g，夏枯草 12g，白芍 12g，干地龙 9g，青木香 9g。

【功效】平肝潜阳降压。

【主治】肾阴不足，肝阳上扰，阳盛风动，而见头目昏眩、烦躁易怒、肢体作麻、少寐多梦、舌红、苔黄，脉象弦劲，血压升高。

【用法】每日 1 剂，水煎，分 2 次服。

【经验】方中炒决明子清肝明目；珍珠母平肝潜阳、清肝明目定志；磁石潜阳安神、聪耳明目，《本草求真》记有"磁石能入肾镇阴，使阴气龙火不得上升"。三药均有平肝潜阳之效，用以为君。天麻、钩藤平肝息风；夏枯草清肝热，平肝阳；白芍养血柔肝通络；怀牛膝补益肝肾，引血下行。佐以干地龙清热息风降压；青木香行气止痛，亦可降压。腰酸痛者，加桑寄生、枸杞子。〔李惠治，刘殿永，王文友.百病临床指南［M］.北京：中国医药科技出版社，1993，25〕

李济仁：滋养降压汤

【组成】山茱萸 15g，炒杜仲 15g，桑寄生 15g，怀牛膝 15g，泽泻 15g，淫羊藿 15g，巴戟天 15g，牡丹皮 9g，玄参 9g，栀子 9g，青葙子 9g。

【功效】益肝肾，降血压。

【主治】肝肾素虚，血压偏高者，见头昏眼花、耳鸣、神疲、腰膝酸软、多梦遗精等症，舌质红绛，苔黄腻，脉小弦尺弱。

【用法】每日 1 剂，水煎，分 2 次服。

【经验】方中以炒杜仲、淫羊藿、巴戟天、桑寄生补肾益精，山茱萸温养肝经，怀牛膝补肝肾、强筋骨，引血下行，泽泻主头眩耳虚鸣，上药共达补肝肾之功。配以牡丹皮、栀子、青葙子、玄参清热解毒凉血。梦多失眠者，加酸枣仁 10g。〔李惠治，刘殿永，王文友. 百病临床指南［M］. 北京：中国医药科技出版社，1993，24〕

李振华：滋阴清肝汤

【组成】蒸何首乌 21g，云苓 15g，泽泻 15g，山楂 15g，地龙 21g，全蝎 15g，桃仁 15g，川牛膝 15g，赤芍 15g，荷叶 30g，草决明 15g，鸡血藤 30g，丹参 21g，菖蒲 9g，牡蛎 15g。

【功效】滋阴养肝，清热活血。

【主治】眩晕，常见于高血压病、血脂异常者，症见头晕目眩，口苦咽干，心烦易怒，肢体困倦，腿沉乏力，身体肥胖，面色少华。

【用法】每日 1 剂，水煎，分 2 次服。

【经验】方中蒸何首乌、川牛膝滋养肝肾，云苓、泽泻、菖蒲、荷叶清热祛湿，牡蛎、全蝎、地龙、草决明平肝潜阳，丹参、赤芍、鸡血藤、桃仁、山楂活血通络。诸药合用，具有滋肾养肝、平肝潜阳、清热祛湿、活血通络之效。〔杨思澍．中国现代名医验方荟海［M］．武汉：湖北科学技术出版社，1996，296〕

李辅仁：补肝息风汤

【组成】天麻10g，钩藤10g，牛膝10g，枸杞子10g，菊花10g，山茱萸10g，生地黄15g，茯苓15g，女贞子15g，牡丹皮10g，川芎15g，赤芍、白芍各15g，泽泻10g。

【功效】滋补肝肾，平肝息风。

【主治】肝肾阴虚、肝阳上亢型脑动脉硬化所致后循环缺血，症见眩晕、头痛、失眠、耳鸣、烦躁易怒、步态不稳、肢体麻木等，甚者猝然倒仆、旋即苏醒，舌红少苔或黄苔欠润，脉沉弦或弦细。

【用法】每日1剂，水煎，分2次服。

【经验】李老认为，本病患者以老年人居多，天癸将竭，精气渐衰。因肾生骨髓，髓聚成脑，若肾精亏虚，不能生髓充脑，脑失所养，髓海空虚，则见头晕、耳鸣、健忘、失眠、视物昏渺、腰膝酸软等症。此外，因肾为一身阴阳之根，如肾阴渐亏，则肝血亦不足，阴血不足，水不涵木，则难以制约肝气，升发太过，致使肝阳上亢，清阳被扰，甚者肝风内动，故见眩晕、头痛、失眠、耳鸣、烦躁易怒、步态不稳、肢体麻木等，甚者猝然倒仆、旋即苏醒，多见舌红少苔或黄苔欠润，脉沉弦或弦细。李老认为治疗此型患者应滋补肝肾，不忘其虚，平肝息风，兼顾其实。

此外，以上方为基础，可根据患者具体情况加减。如肝肾不足明显、阳亢不甚者，症见腰膝酸软、乏力嗜卧、苔少脉沉等，加狗脊、黄精；如阳亢明显，症见面红目赤、烦躁不寐、舌红、脉弦劲者，加珍珠母、知母；如咳唾痰多、苔腻、脉滑者，减生地黄，加橘红、半夏；如瘀血阻滞，症见肢体麻木、舌暗有瘀斑瘀点，或胸闷胸痛者，加丹参、红花或当归尾；如失眠多梦者，加酸枣仁、远志；如记忆力减退、思维迟钝者，加菖蒲、远志；如视物昏渺者，加决明子、木贼草；如口干便结者，加瓜蒌、石斛；如夜尿频多者，加菟丝子、益智仁；如猝然倒仆、旋即苏醒者，加羚羊角粉；如血压忽高忽低者，加葛根、丹参。〔张剑. 李辅仁治疗脑动脉硬化所致供血不足的经验 ［J］. 中医杂志, 1999, 40（1）: 12-13〕

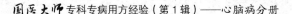

李辅仁：益气升清汤

【组成】黄芪20g，白术15g，茯苓20g，升麻5g，熟地黄15g，川芎20g，木香5g，枸杞子10g，当归15g，天麻10g，陈皮10g，厚朴10g，甘草3g。

【功效】补气养血，升清降浊。

【主治】脑动脉硬化症表现为气血不足、清阳不升证候，诸如头晕乏力、耳鸣耳聋、心悸气短、视物昏蒙、健忘不寐、腰膝酸软、手足麻木、纳少腹胀，甚者可见眼前黑蒙、猝然晕倒；舌质偏淡、苔白或腻，脉沉弦或弦细。

【用法】每日1剂，水煎，分2次服。

【经验】脑动脉硬化症患者多年老体弱，命门火衰，不能温煦中焦脾土，或久病劳倦，损伤脾胃，致运化失职，升降失常，则气血生化乏源，不能上达。而且，脾不健运，水谷不化精微，反生痰浊，阻滞脉络，蒙蔽清气，致清不能升，浊不能降。再者，中焦虚弱，气血不足，不能充养肾精，又致下元亏虚，髓海不足，诸症更剧。李老治疗此型患者时，从脾胃入手，着重补气养血、升清降浊，以期中焦健运，气血充盛，清气上达，而肾精得养，髓海得充。

此方之特点在于一味天麻。天麻甘平柔润，入肝经，有平肝息风定惊之功，为治疗虚风眩晕头痛、惊痛抽搐麻木之良药。本方原为健脾助运、益气养血之剂，李老认为加入天麻，不仅可以助熟地黄、当归等养血柔肝，助川芎、当归等通经除痹，而且可以镇静安神、息风定惊，直达病证，尽快起效。治本同时兼治其标。

此外，如胸闷气短、痰多苔腻者，减熟地黄，陈皮改为橘红，加半夏；如腰膝酸软、困倦嗜卧者，黄芪加量，另加狗脊；如食少呕呃、脘腹痞满者，减熟地黄，加苏梗、焦山楂、焦麦芽、焦神曲；如心悸汗出、心中烦乱者，加浮小麦、珍珠母；如失眠梦多、早醒、不易再睡者，加何首乌藤、远志；如大便干结，或大便黏腻不爽者，加肉苁蓉；如血压偏低、头晕昏沉者，加葛根；如下肢水肿者，茯苓改为茯苓皮，加泽泻；如夜尿频多、小便不畅者，加泽泻、益智仁；如眼前黑蒙、猝然晕倒者，升麻加大剂量，另加少量羚羊角粉。

〔张剑 . 李辅仁治疗脑动脉硬化所致供血不足的经验〔J〕. 中医杂志，1999，40（1）：12-13〕

张　琪：经验方

【组成】当归20g，川芎20g，白芍20g，生地黄20g，牡丹皮15g，苍耳子15g，荆芥穗10g，菊花15g，薄荷10g，女贞子15g，枸杞子20g。

【功效】养血柔肝。

【主治】妇女血虚，见头痛眩晕、目暗不清、胁下隐痛、妇女经行量少或经闭、面色不荣或淡红等，尤其是头眩晕不清，终年不愈。

【用法】每日1剂，水煎，分2次服。

【经验】此方用四物汤补肝养血，枸杞子、女贞子滋补肝肾之阴，诸风药上达巅顶，引血上荣，临床用之常获良效。此类患者终年头昏眩不清，目干涩，体质消瘦者居多，遇风即重，如治一男性患者，某机关干部，头昏痛1年余，久治不愈，经某医院确诊为脑供血不足，用扩血管药不仅无效反而加重，张老诊其脉沉细，舌红无苔，予上方7剂，头昏大减，未痛，经用此方20余剂而愈。〔张琪.中国百年百名中医临床家丛书·张琪［M］.北京：中国中医药出版社，2003，176〕

张 琪: 泻青丸化裁

【**组成**】龙胆草 15g，黑山栀 15g，酒大黄 75g，羌活 10g，防风 10g，川芎 15g，当归 15g。

【**功效**】平肝清热息风。

【**主治**】肝郁化火、风火相煽之眩晕，症见头昏涨痛，口苦目赤或目糊多眵，耳鸣耳聋，急躁易怒，面赤升火，舌红苔黄燥，脉弦数。

【**用法**】每日 1 剂，水煎，分 2 次服。

【**经验**】风火上冒巅顶故作眩晕，情志过极或暴怒激动肝火，故发病急骤，出现面红目赤、心烦易怒、口苦咽干、舌燥、脉弦数等一系列肝热上冲证候，治以平肝清热息风为主。方中龙胆草、黑山栀、酒大黄以泄热平肝；羌活、防风、川芎上行巅顶以遂其条达之性；当归养血而润肝燥，一泄一散一补共用，为治肝经郁热之妙方。肝络风火相煽，上攻于脑，气血逆于高巅，除清热息风外，亦常用镇摄潜阳之品，如代赭石、磁石、珍珠母、龙骨、牡蛎、铁落等。〔张琪. 中国百年百名中医临床家丛书·张琪［M］. 北京：中国中医药出版社，2003，217〕

张　琪：决明子饮

【组成】决明子30g，钩藤15g，菊花20g，生地黄20g，玄参15g，赤芍20g，桃仁15g，当归15g，川芎15g，枳壳10g，黄芩15g，甘草10g。

【功效】平肝息风，活血通络。

【主治】肝风内动、瘀血阻滞之头昏目眩，伴视物不清，口苦咽干，舌紫或舌下有瘀斑，脉见弦滑或弦数。

【用法】每日1剂，水煎，分2次服。

【经验】凡属肝阳亢盛，肝风内动，血瘀内阻，气血失于上荣者，即用此方，疗效极佳，辨证的关键在于肝阳上亢与血瘀同病。方中决明子为主药，决明子味甘、苦，性寒，入肝、肾经，肝开窍于目，决明子清肝火、散风邪，补中兼具清散之功，故为明目要药。现代药理研究证明决明子能抑制血清胆固醇升高和主动脉粥样斑块的形成，又有润肠通便作用。生地黄、玄参凉血滋阴，桃仁、赤芍、当归、川芎养血凉血活血，黄芩苦寒清热，钩藤清头目息风。全方具有清肝明目、活血凉血之效。〔张琪.中国百年百名中医临床家丛书·张琪［M］.北京：中国中医药出版社，2003〕

张 琪：育阴潜阳汤

【组成】珍珠母 30g，生白芍 20g，生地黄 20g，龟甲 20g，炒酸枣仁 20g，玄参 15g，何首乌 15g，当归 15g，甘草 10g。

【功效】滋肾柔肝，育阴潜阳。

【主治】肾阴亏虚、肝阳上亢之眩晕，症见眩晕呕恶、心悸、心烦、头涨而鸣，或头脑空痛、目涩目糊、口干、少寐多梦、手足烦热、肢麻重则颤动，舌红绛、少苔，脉象弦细或细数。

【用法】每日 1 剂，水煎，分 2 次服。

【经验】方中生地黄、何首乌、玄参、龟甲滋肾阴，当归、生白芍、炒酸枣仁养血柔肝，龟甲、珍珠母平潜肝阳。如心悸少寐，可加朱砂末 1～2g，琥珀末 3g，二药冲服或与汤药同时服；肢体麻木，加桑枝、钩藤、潼蒺藜、地龙等；如兼抽搐，加全蝎 5g，蜈蚣 1 条；兼胸满胁痛太息、脘闷纳呆等肝气郁滞证，宜加入疏肝之品，如柴胡、郁金、白芍、川楝子、青皮等。〔张琪.中国百年百名中医临床家丛书·张琪［M］.北京：中国中医药出版社，2003，219-220〕

张　琪：地黄饮子加减

【组成】熟地黄 30g，山茱萸 15g，石斛 15g，麦冬 15g，五味子 15g，远志 15g，石菖蒲 15g，肉苁蓉 15g，巴戟肉 15g，肉桂 7g，附子 7g，磁石 20g，珍珠母 20g，甘草 10g。

【功效】益肾填精，健脑止眩。

【主治】阴阳两虚、脑髓失养之眩晕，症见头眩晕而痛，遇劳或性交后则加重，伴腰酸肢软、五心烦热，舌尖红、苔白少津，脉象沉细微数。

【用法】每日 1 剂，水煎，分 2 次服。

【经验】张老指出，本方实乃治肾中阴阳两虚之证，并非纯肾阳虚证。由于阴阳互根，阳虚者必损及阴，多为阴阳两虚证。张老于临床中用之颇多，有患者眩晕而行路摇摆，服此方若干剂后眩晕顿除，步履稳健如常，有意想不到之效。陈士铎谓："此病得之于肾劳，无肾水以润肝，则肝木之气燥，木中龙雷之火时时冲击一身，而上升于巅顶，故头痛而且晕也，治法宜大补其肾中之水，而少益以补火之品，使水足以制火，而火可归原，自然下引而入于肾宫。"汪昂谓："火归水中，水生木，盖用桂附干地黄山萸等，补肾药中引火归原，水火既济而内风自息。"〔张琪.中国百年百名中医临床家丛书·张琪［M］.北京：中国中医药出版社，2003，224-225〕

张 琪：半夏白术天麻汤加味

【组成】半夏20g，天麻15g，白术15g，党参15g，茯苓15g，橘红15g，黄柏15g，黄芪15g，干姜7g，神曲15g，苍术15g，麦芽20g，泽泻20g，甘草10g。

【功效】健脾和胃，化痰止眩。

【主治】脾胃虚弱、痰湿内生之眩晕，症见头眩烦闷，恶心吐逆，身重，四肢厥冷不能安卧，舌苔滑或腻，脉细或沉。

【用法】每日1剂，水煎，分2次服。

【经验】脾胃内伤、痰湿上逆之眩晕病，辨证以身重、恶心烦闷、头眩眼黑、四肢厥逆为特征。方中重用半夏除痰；党参、黄芪、苍术、茯苓、泽泻益气健脾利湿；橘红、神曲、麦芽消食调气、利脾胃之枢机；天麻定风治眩晕；干姜温脾散寒；黄柏苦寒泻火以反佐之。药味虽繁，但配伍严谨，匠心独具，故药到病除。东垣用本方原治痰厥头痛，而张老除治痰厥头痛有效外，用之于脾胃内伤、痰湿上逆之眩晕亦有良效。〔张琪.中国百年百名中医临床家丛书·张琪〔M〕.北京：中国中医药出版社，2003，229-230〕

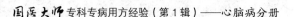

张　琪：益气聪明汤加味

【组成】红参15g（另包煎），黄芪30g，白术20g，升麻15g，葛根15g，黄柏15g，白芍15g，天麻15g，五味子15g，甘草10g，蔓荆子15g。

【功效】益气升清，平肝止眩。

【主治】气虚清阳不升之眩晕，症见头晕目眩，视物不清，耳鸣耳聋，面白少神，困倦乏力，食不知味，纳减便溏，舌淡嫩、苔白，脉虚弱或脉大无力。

【用法】每日1剂，水煎，分2次服。

【经验】中气不足、清阳不升，则头痛眩晕，耳鸣耳聋，内障目昏。其辨证要点为眩晕气短、倦怠面白、脉细弱、舌淡。方中红参、白术、黄芪益气健脾，与升麻、葛根、蔓荆子相伍，益气而升清阳，佐天麻、黄柏、白芍、五味子，平肝、柔肝，并清风热。全方虚实并治，补气益中为主，升提清阳，兼疏利风木。〔张琪．中国百年百名中医临床家丛书·张琪［M］．北京：中国中医药出版社，2003，226-227〕

张 琪：苓桂术甘汤合泽泻汤加味

【组成】茯苓 40g，桂枝 25g，白术 20g，甘草 15g，泽泻 15g，生姜 15g，党参 15g，大枣 5 枚。

【功效】温阳化饮，止眩定悸。

【主治】脾胃阳虚，水停心下，水气上逆隔阻清阳之眩晕，症见心下逆满、悸动，气上冲胸，起则头目昏眩，或见小便少，舌胖嫩苔白腻，脉象沉紧。

【用法】每日 1 剂，水煎，分 2 次服。

【经验】水饮停于心下，清阳受阻，浊阴上冒，出现头目昏眩，发作时欲倒，心下逆满、心悸，舌滑润胖大，脉沉弱或沉紧，宜以温阳补脾、利水除饮法治之，《伤寒论》之苓桂术甘汤证、《金匮要略》之泽泻汤证皆是，故张老将二方合用，颇获良效。方中重用茯苓、桂枝、白术，以达温通阳气、补中利水之效。〔张琪.中国百年百名中医临床家丛书·张琪［M］.北京：中国中医药出版社，2003，228-229〕

张学文：眩晕宁

【组成】橘红 10g，茯苓 15g，姜半夏 10g，磁石 30g（先煎），丹参 15g，川牛膝 10g，桑寄生 15g，菊花、钩藤各 12g，天麻、女贞子各 10g。

【功效】化痰息风，益肾定眩。

【主治】眩晕，或伴呕吐，时发时止，发则如坐舟船，不能站立，胸闷不舒，少食多寐，舌胖、苔厚白而润，脉弦滑。

【用法】每日 1 剂，水煎，分 2 次服。

【经验】眩晕是多种病因引起的常见症状，以内耳眩晕症较为多见，世人多选古方半夏白术天麻汤化裁。但张老认为，本病病因多端，病情复杂，常常是多种病机兼夹出现，如外风、肝阳上亢及肾亏、血瘀、偏寒偏热、夹虚夹实等均可在一人身上同时出现，而半夏白术天麻汤一方难以应对此复杂多变的病情。所拟验方眩晕宁正是从此病机出发，标本兼治。方中橘红、茯苓、姜半夏燥湿化痰，兼以行气止呕；天麻、钩藤、菊花清肝定眩，制约肝风之上扰；磁石、川牛膝、桑寄生、女贞子滋补肝肾兼潜浮阳；丹参与川牛膝共用，可散瘀并引虚热下行。全方既化痰以治标，又益肾活血以治本，润燥相济，滋潜结合，可平风痰上逆，兼固肝肾之根本，治疗风痰眩晕有特效。〔邵文彬，朱丽红，张学文．张学文教授脑病验方集锦〔J〕．中医药学刊，2005，23（10）：1767-1768〕

张学文：变通天麻钩藤饮

【组成】天麻、钩藤各 10g，磁石 30g（先煎），菊花 10g，川牛膝 15g，地龙、川芎各 10g，生龙骨 30g（先煎），草决明 20g，杜仲 12g，桑寄生 15g，栀子、炒麦芽各 10g。

【功效】平肝息风，益肾活血。

【主治】肝肾不足，肝阳偏亢，肝风上扰之眩晕头痛，伴头麻，耳鸣，腰酸，肢乏，烦躁易怒，血压偏高，或睡眠不佳，脉弦数。

【用法】每日 1 剂，水煎，分 2 次服。

【经验】本方专对肝肾阴虚、肝阳偏亢病机而设，临床以高血压尤为多见。临床上高血压多发生在中年以后，此时正是肝肾日衰之时，除肝肾不足、肝阳偏亢外，患者多有肝气不舒、肾虚血瘀、脉络被阻等病机。镇肝息风汤虽是降压良方，但张老认为其力过猛，胃弱者不宜。另一良方天麻钩藤饮清肝安神作用虽优，但平肝益肾活血之力不足。故变通此两方，结合现代药理研究结果组成张氏验方。

方中天麻、磁石、生龙骨平肝阳之上亢，磁石兼可益阴壮水；钩藤、菊花、栀子、草决明清泄肝热，重用草决明还可通便泄热；杜仲、桑寄生补益肝肾以治本，地龙通经络而降血压，川芎、川牛膝活血化瘀，引血下行；炒麦芽健脾护胃，防止重镇药损伤胃气。药理学研究表明，草决明、地龙、川牛膝有较为平和的降压作用，草决明还可调节血脂。故本方治疗瘀血阻络、腑气不通之血脂异常、动脉硬化等诸多病症亦均获良效。

值得指出的是，方中磁石、杜仲、桑寄生补肝肾而不滋腻，故可久服以收功。睡眠不佳者，加炒酸枣仁、夜交藤；大便溏稀者，去草决明；阴虚较重者，加龟甲、生地黄、白芍；心悸心慌者，加柏子仁、茯苓。〔邵文彬，朱丽红，张学文. 张学文教授脑病验方集锦［J］. 中医药学刊，2005，23（10）：1767-1768〕

周仲瑛：息风潜阳方

【组成】钩藤 15g（后下），天麻 10g，决明子 12g，野菊花 10g，罗布麻叶 15g，珍珠母 30g（先煎），玄参 10g，车前草 10g。

【功效】息风潜阳。

【主治】高血压，证属风阳上亢者。主要表现为头晕目眩、头涨头痛、颞顶掣痛、面赤升红、头筋跃起、脑响耳鸣、烦躁、肢麻肉瞤、口干口苦等，舌红、苔薄黄，脉弦数。

【用法】每日 1 剂，水煎，分 2 次服。

【经验】高血压常见肝风上扰，如见肢麻不利，加臭梧桐、豨莶草；头晕痛甚，加白蒺藜、蝉蜕；面红、目赤、鼻衄、便结，加龙胆草、山栀、大黄。〔周仲瑛 . 全国著名老中医临床经验丛书·周仲瑛临床经验辑要［M］. 北京：中国中医药出版社，1998，42〕

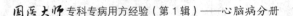

周仲瑛：清火化痰方

【组成】竹沥半夏 10g，陈胆南星 6g，炒黄芩 10g，夏枯草 12g，炒僵蚕 10g，海藻 10g，牡蛎 30g（先煎），泽泻 15g。

【功效】清火化痰。

【主治】高血压，证属痰火上扰者。常表现为头晕重痛、咳吐黏痰、胸闷、神烦善惊、身重肢麻、语謇多涎、口干苦或黏，舌尖红、苔黄腻，脉弦滑数。

【用法】每日 1 剂，水煎，分 2 次服。

【经验】患者素体胖夹痰湿，郁而化火，上扰清空，周老用此方治疗本证，如遇心烦梦多者，加黄连、莲子心、茯神；神情异常者，加郁金、天竺黄；胸闷、痰多、便秘者，加瓜蒌、风化硝。〔周仲瑛.全国著名老中医临床经验丛书·周仲瑛临床经验辑要［M］.北京：中国中医药出版社，1998，42-43〕

周仲瑛：调和气血方

【组成】丹参 12g，川芎 10g，大蓟 15g，小蓟 15g，怀牛膝 10g，天仙藤 12g，生槐米 10g，广地龙 10g，代赭石 15g。

【功效】调气和血。

【主治】高血压，证属气血不和者。常见头痛头昏，痛如针刺，且见面色暗红，时有烘热，胸部紧压感或刺痛感，肢体窜痛或顽麻，妇女月经不调，舌质暗或有紫斑、瘀点，脉涩或结代。

【用法】每日 1 剂，水煎，分 2 次服。

【经验】脑络瘀阻，气血失和，周老在治疗本证时，如头昏明显，加白蒺藜；颈项强急，加葛根；胸闷胸痛，加瓜蒌皮、片姜黄；肢麻不利，加鸡血藤、红花；胸胁胀满或窜痛，加柴胡、青木香；月经不调，加茺蔚子。〔周仲瑛.全国著名老中医临床经验丛书·周仲瑛临床经验辑要［M］.北京：中国中医药出版社，1998，43〕

周仲瑛：滋柔肝肾方

【组成】大生地黄 12g，枸杞子 10g，女贞子 10g，制何首乌 12g，桑寄生 12g，生石决明 30g（先煎），菊花 10g，白蒺藜 10g。

【功效】滋肾柔肝。

【主治】高血压，证属肝肾阴虚、肝阳上亢者。见头昏晕痛、目涩视糊、耳鸣，遇劳则升火、肢麻、腰酸腿软，舌红、少苔，脉细弦或细数。

【用法】每日 1 剂，水煎，分 2 次服。

【经验】肝肾同源，肾阴亏虚，水不涵木，木失条达，则风阳扰动，周老治疗本证，重在滋养肾阴以柔肝木。如头眩而面色潮红者，加牡蛎、鳖甲；烦热者，加知母、黄柏；肢麻者，加白芍；失眠多梦者，加酸枣仁、阿胶。〔周仲瑛.全国著名老中医临床经验丛书·周仲瑛临床经验辑要［M］.北京：中国中医药出版社，1998，43〕

周仲瑛：温养肝肾方

【组成】淫羊藿 10g，淡苁蓉 10g，当归 10g，大熟地黄 12g，枸杞子 12g，杜仲 12g，灵磁石 20g（先煎），黄柏 5g。

【功效】温养肝肾。

【主治】高血压，证属阴虚及阳、阴阳两虚者。可见头昏目花、面白少华、间有烘热、神疲气短、腰酸腿软、足冷、夜尿频多，舌体胖大，舌质淡红或淡白，脉沉细。

【用法】每日 1 剂，水煎，分 2 次服。

【经验】阴阳互根互用，阴虚日久，阳无以资生，则渐至阳虚，周老在运用温养肝肾方的同时，如见头昏目花，则加潼蒺藜；心悸气短，加黄芪、五味子；倦怠、大便不实，加党参、怀山药；足肿，加制附子、白术。其加减多超过两味。〔周仲瑛.全国著名老中医临床经验丛书·周仲瑛临床经验辑要［M］.北京：中国中医药出版社，1998，43〕

徐景藩：治眩方

【组成】天麻10~15g，白蒺藜10~15g，菊花6~10g，泽泻25~30g，白术10~12g，陈皮5~10g，法半夏10g，茯苓15~20g，生姜3~5g。

【功效】化痰涤饮，平肝止眩。

【主治】内耳眩晕症、高血压、脑动脉硬化、链霉素等"耳毒"性抗生素反应和脑震荡后遗症等表现以眩晕为主症的疾患，伴见恶心欲吐、舌苔薄白、脉弦者。

【用法】每日1剂，水煎，分2次服。

【经验】眩晕病不离乎肝，目为肝窍，而应风木，故肝阳化风、肝阳上扰或肝阴不足，均可出现眩晕。肝阳之上扰，每兼痰饮为患。痰饮在中焦，肝之风阳激动，遂致痰随阳升，犯清窍，胃气上逆，呕吐痰涎。稠浊为痰，清稀为饮，都是人体津液不归正化而形成的病理产物。仲景早有"心下有支饮，其人苦冒眩，泽泻汤主之"的宝贵经验方论，"冒眩"为昏冒旋眩之意。

该方由泽泻汤合二陈汤、小半夏加茯苓汤增损而成。泽泻汤由泽泻和白术两药组成，泽泻渗湿利水为主药，白术燥湿健脾为辅药，祛其水湿以除痰饮之源。运用的关键在于剂量，一定要按泽泻5份、白术2份的比例。比例失调，会影响疗效，此徐老数十年的体会。

内耳眩晕症，如兼肝阴不足者，加白芍、枸杞子；妇女兼情志不畅诱发者，加合欢花、广郁金；高血压、脑动脉硬化，脉弦者，酌加钩藤、石决明（或珍珠母）、决明子等；链霉素等药物引起眩晕者，加补骨脂、磁石，酌配桑叶、夏枯草、生甘草等；迷路炎症性眩晕，初起伴有低热时，加蚤休、板蓝根、金银花等；脑震荡后遗症以眩晕为主症者，据症酌配石菖蒲、川芎、赤芍、红花。

临床运用时须注意：药要浓煎，少量频服；先以生姜捣自然汁滴（或擦）于舌上，使感辛辣之味时服药；若恶心呕吐甚者，服药同时针刺内关，只要药液入胃而不吐出，其眩自渐平复，如针刺内关后服药仍吐，则加针天突，留针频捻；恶心呕吐止，眩晕渐平，上述方药仍需续服 3~5 剂，然后再根据病情，调整处方。其中泽泻、白术 2 味可服 10~20 剂，以减少发作或防止再发。〔单书健，陈子华 . 古今名医临证金鉴 · 头痛眩晕卷〔M〕. 北京：中国中医药出版社，2011，422-423〕

郭子光：眩晕方

【组成】石决明30g，代赭石30g，夏枯草30g，半夏15g，车前子15g，泽泻20g，茯苓15g。

【功效】镇肝潜阳，利水止眩。

【主治】内耳性眩晕（梅尼埃病）、迷路炎、前庭神经炎等，以及脑性眩晕，如脑动脉硬化、高血压病等多种内伤实证之眩晕。

【用法】每日1剂，水煎，分2次服。石决明、代赭石二味先煎15分钟，后下其余诸药再煎20分钟即成。每日1剂，分3~4次服。

【经验】本方对内耳性眩晕、迷路炎、前庭神经炎，以及脑性眩晕等多种内伤实证之眩晕，均有较迅速中止眩晕的疗效。方中石决明、代赭石、夏枯草镇肝清肝以制风之动，半夏祛痰降逆，妙在车前子、泽泻、茯苓通利小便，引上逆之风痰下行，有上病下治之义。本方药味不多，其性味平和而效验彰著。眩晕重者，加天麻15g；呕吐频繁者，加生姜15g，竹茹12g，先少量频服以和胃止呕，呕止则分次给服；头痛者，加羌活15g；血压高者，加钩藤30g；大便秘结者，加大黄10g另泡服，解便后停服。〔刘杨，江泳.郭子光［M］.北京：中国中医药出版社，2011，200-201〕

路志正：理血解痉降压汤

【组成】制何首乌 15g，白芍 12g，当归 12g，茺蔚子 10g，北柴胡 12g，麸炒枳实 12g，甘草 6g，盐杜仲 18g，黄芪 15g，黄柏 6g，钩藤 15～30g（后下）。

【功效】养血疏肝益气，滋阴泻火降压。

【主治】原发性高血压、肾性高血压及更年期综合征、心脏神经官能症等，凡表现为阴血亏虚、头痛、眩晕、神疲乏力、耳鸣、心悸等症者。

【用法】每日 1 剂，水煎，分 2 次服。

【经验】现代医学认为，高血压是人体神经活动受阻引起的大脑皮质及皮质下血管运动神经系统的调节障碍，以致全身小动脉痉挛，产生的动脉血压增高。路老认为，全身小动脉痉挛及玻璃样变性皆可用中医理论加以理解。高血压病大多以"风"象示人，血络拘挛致风阳升动太过，应属广义之四旁运滞，升降失职。小动脉的玻璃样变性增生导致的缺血，可认为是血虚络瘀，这就产生了一个新的病机认识：血络拘挛、瘀滞风动证。

本方系根据日本汉方大家大塚敬节之经验方"八物降下汤"化裁而来。原方以四物汤加黄芪、黄柏、钩藤、杜仲为主方，本方守其义，以制何首乌、当归、茺蔚子、白芍作为四物汤之变法，养血活血；阴血滋润有赖于阳气的温煦，故用黄芪益气配阳以助阴。治血焉有不治气之理，故又增以疏肝解郁、调和肝脾的四逆散，方中北柴胡既可疏解肝郁，又可升清阳；白芍养血敛阴，与北柴胡相配，一升一敛，佐以麸炒枳实行气散结，以增强疏畅气机之效；甘草缓急和中，又能调和诸药，为使。

在使用该方治疗高血压病时，还应注意辨证加减，方能体现中医个体化治疗的特色。

（1）肝火亢盛证：症见眩晕头痛，急躁易怒，面红，目赤，口干，口苦，便秘，尿赤，舌红、苔黄，脉弦数。治宜泻肝胆实火、清下焦湿热，在理血解痉降压汤基础上配伍龙胆泻肝汤之龙胆10g、黄芩10g、栀子10g、车前子10g等。心火旺者加黄连，相火旺者加盐知母、盐黄柏。

（2）阴虚阳亢证：症见眩晕，头痛，腰酸，膝软，恶心，烦热，心悸，失眠，耳鸣，健忘，舌红、少苔，脉弦细而数。治宜镇肝息风、滋阴潜阳，在理血解痉降压汤基础上配伍镇肝息风汤之牛膝30g、龙骨15g、牡蛎15g（先煎）、龟甲15g（先煎）、白芍15g、玄参15g、天冬15g等。眩晕重者加天麻、菊花、钩藤，腰膝酸软者加杜仲、桑寄生，失眠者加酸枣仁、珍珠母、何首乌藤。

（3）痰湿壅盛型：症见眩晕，头痛，头如裹，胸闷，呕吐痰涎，心悸，失眠，口淡，食少，舌胖、苔腻，脉滑。治宜燥湿化痰、平肝息风，在理血解痉降压汤基础上配伍半夏白术天麻汤与二陈汤之姜半夏12g，麸炒白术15g，天麻15g，陈皮10g。痰多者加制天南星、天竺黄，脾虚湿困者加豆蔻、砂仁、薏苡仁，胸闷者加瓜蒌仁、薤白、郁金，头如裹者加荷叶、葛根。

（4）阴阳两虚证：症见眩晕，头痛，腰酸，膝软，畏寒肢冷，耳鸣，心悸，气短，夜尿频，舌淡、苔白，脉沉细弱。治宜滋肾阴、补肾阳、开窍化痰，在理血解痉降压汤基础上配伍地黄饮子之熟地黄15g，巴戟天12g，山茱萸12g，肉桂6g，炮附片6g，石斛12g，麦冬15g。对晚期高血压病、脑动脉硬化、卒中后遗症见阴阳两虚证可加减使用。眩晕严重加天麻、钩藤，头痛加川芎、菊花，夜尿频多加乌药、益智仁、桑螵蛸。〔张维骏，郑昭瀛，路洁，等.路志正理血解痉降压汤治疗高血压病经验〔J〕.中医杂志，2014，55（7）：551-552〕

颜正华：潜降汤

【组成】熟地黄 15g，白芍 12g，石决明 30g（先煎），茯苓 10g，丹参 12g，生牡蛎 30g（先煎），怀牛膝 12g，益母草 15g，白菊花 10g，夜交藤 30g。

【功效】滋阴潜阳，平肝安神。

【主治】阴亏血虚、肝阳上亢之眩晕，伴头痛、失眠多梦等，也适用于中老年血压偏高有上述症状者。

【用法】每日1剂，水煎，分2次服。

【经验】颜老治疗眩晕证属肝阴不足、肝阳上亢者，自创经验方潜降汤，收效甚佳。本方立法为滋阴平肝，因滋阴可潜阳，平肝能降逆，故名潜降汤。方中熟地黄味甘性微温，为滋阴补血要药，对阴血不足之证有固本之效；白芍味苦酸性微寒，为养血敛阴平肝之品，常用于肝阳上亢引起的眩晕头痛等症。二药合用，滋阴补血、平抑肝阳之功更著，故为方中之主药。石决明味咸性寒，善清肝火、益肝阴，且介类可以潜阳，故多用于肝阳上亢之证；生牡蛎味咸涩性微寒，功能是益肝肾之阴，也为潜阳之品，且可镇心安神，治心悸失眠，共助主药增强疗效，故为方中之辅药。茯苓（神）有安神之功，丹参能清心除烦，怀牛膝补肝肾，又能引血引火下行，配以益母草有活血、利尿、清热之功，共为方中之佐药。白菊花平肝清头目，夜交藤养心安神，共为方中之使药。上药合用，共奏滋阴潜阳、平肝安神之功，故为治阴亏血虚、肝阳上亢、眩晕头痛、失眠多梦之良方。

如食欲不振者，去熟地黄，加何首乌15g；阴虚火旺、心烦较重者，去熟地黄，加生地黄15g，麦冬12g；肝火较重、急躁易怒、头涨目赤者，加龙胆草6g，夏枯草15g；眩晕较重者，加天麻6g，钩藤15g；头痛较重者，加白蒺藜12g，蔓荆子10g；耳鸣者，加磁石30g；失眠较重者，加炒酸枣仁15g，龙骨15g；腰痛者，加杜仲12g，桑寄生30g；盗汗者，加五味子6g，浮小麦30g；大便不爽者，加决明子30g，黑芝麻30g。

此方多用水煎服，每日1剂。如服汤剂不便，可用上方10倍量，水煎3次去渣，旺火浓缩，加白蜜或冰糖500g缓火收膏，每服1～2匙，温开水冲服，每日2次。便溏者勿用白蜜。不喜甜者，白蜜或冰糖可减为250g。〔吴嘉瑞，张冰.国医大师颜正华眩晕治验举隅［J］.中华中医药杂志，2010，25（10）：1596-1598；李宝顺.名医名方录·第四辑［M］.北京：中医古籍出版社，1994，390-391〕

颜正华：半夏白术天麻汤加减

【组成】清半夏10～15g，生白术15g，天麻10g，茯苓30g，陈皮10～15g，炒枳壳6～10g。

【功效】祛痰燥湿，升清降浊。

【主治】痰湿中阻之眩晕，症见头重如蒙，胸脘痞闷，泛泛欲呕，肢体倦怠，食少多寐，苔白腻，脉濡滑。

【用法】每日1剂，水煎，分2次服。

【经验】方中清半夏化痰、天麻息风、生白术健脾，三味配伍，风痰并治，肝脾同调，标本兼顾，是颜老治疗此类眩晕常用的药对。茯苓利湿健脾，陈皮、炒枳壳理气健脾，共为臣药。诸药相合，祛痰燥湿、升清降浊效宏。若病程久，侵及经络，损伤气血，而致痰瘀互结，则在上方的基础上酌加川芎、红花等活血通络之品。〔吴嘉瑞，张冰．国医大师颜正华［M］．北京：中国医药科技出版社，2011，135〕

颜正华：归脾汤加减

【组成】党参 15～20g，炙黄芪 15～20g，炒白术 10～15g，茯苓 30g，炙甘草 5g，龙眼肉 10g，当归 6g，炒酸枣仁 20g，远志 6g，陈皮 10g，枳壳 10g，砂仁 5g，大枣 10g，生姜 3 片，生麦芽 15g，生谷芽 15g。

【功效】补益气血，健运脾胃。

【主治】脾胃亏虚、气血不足之眩晕，症见头晕目眩，遇劳则发，面色少华，肢倦乏力，心悸，少寐，神疲懒言，舌淡、苔薄白，脉细弱。

【用法】每日 1 剂，水煎，分 2 次服。

【经验】方中党参甘平，归脾经，补气健脾；龙眼肉甘温，归心、脾经，补益心脾，养心安神，共为君药。炙黄芪、炒白术助党参益气补脾，当归助龙眼肉养血补心，同为臣药。茯苓、远志、炒酸枣仁宁心安神，陈皮、枳壳、砂仁理气醒脾，生麦芽、生谷芽健胃消食，与补气养血药配伍，使之补不碍胃，补而不滞，共为佐药。炙甘草益气补中，调和诸药，为佐使药。另少佐大枣、生姜调和脾胃，以资生化。诸药相合，补益气血、健运脾胃而效宏。〔吴嘉瑞，张冰．国医大师颜正华〔M〕．北京：中国医药科技出版社，2011，134-135〕

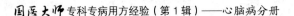

颜德馨：颜氏益气聪明汤

【组成】北黄芪 30g，党参 9g，葛根 9g，升麻 4.5g，蔓荆子 10g，泽泻 30g，白术、川芎 9g，橘红 9g，通天草 15g。

【功效】补脾益气，升清泻浊。

【主治】气虚痰瘀型眩晕病。

【用法】每日 1 剂，水煎，分 2 次服。

【经验】本方为颜老治疗气虚痰瘀型眩晕病的经验方。脑为元神之腑，"清者灵，杂者钝"，十二经脉清阳之气皆上于头面而走清窍，五脏皆享气于脾胃，烦劳伤中，使冲和之气不能上冲，则目昏而耳聋。故凡人之气血内虚，痰浊内停，复因六气外袭，阳升风动，瘀阻清窍，皆能使清阳不升，元神失明，眩晕乃作。因此补益中焦脾胃之气，提升阳气上养清窍，则眩晕可止。其中使阳气上扬充脑为治疗关键。益气聪明汤由党参、葛根、升麻、白术、川芎等组成，功在益气升阳、化痰活络，用于眩晕急性发作和缓解期的治疗。其方体现调整中焦、升举阳气的配方理念。黄芪、葛根、升麻、川芎等药性偏于上焦，具有升举阳气的作用，白术等调整中焦痰浊，全方配伍以升为主，调护中焦以促进阳气上达清窍。〔覃小兰，王进忠，杨时鸿，等.颜氏益气聪明汤对于颈性眩晕的疗效评价研究〔J〕.四川中医，2012，30（5）：73-75〕

颜德馨：清震汤加味

【组成】炒升麻 9g，苍术 9g，白术 9g，荷叶 1 角，枳壳 6g，桔梗 4.5g，陈皮 6g，白蒺藜 9g，料豆衣 9g。

【功效】化痰和中，升清泻浊。

【主治】痰浊中阻、清阳不升之眩晕，症见眩晕如坐舟车、胸脘满闷、恶心呕吐、苔腻、脉滑等。

【用法】每日 1 剂，水煎，分 2 次服。

【经验】《证因脉治》谓："饮食不节，水谷过多，胃强能纳，脾弱不能运化，停滞中脘，有火则灼炼成痰，无火者凝结为饮，中州积聚，清阳之气窒塞不通，而为恶心眩晕矣。"痰饮壅阻中焦，清阳不展，治宜化痰和中。方用苍术、白术健脾固中，炒升麻、荷叶升阳化浊，枳壳、陈皮、桔梗化痰理气，料豆衣、白蒺藜祛风通络。

〔单书健，陈子华．古今名医临证金鉴·头痛眩晕卷［M］．北京：中国中医药出版社，2011，374-375〕

颜德馨：经验方1

【组成】天麻3g，钩藤9g，夏枯草30g，半夏9g，陈皮6g，茯苓9g，甘草3g，枳实9g，竹茹9g，川芎9g。

【功效】平肝清热，化痰止眩。

【主治】素体肝阳偏亢而见头目眩晕、头涨而痛、易怒失眠、面红口苦、舌红苔黄、脉弦等症。

【用法】每日1剂，水煎，分2次服。

【经验】《黄帝内经》曰："诸风掉眩，皆属于肝。"《临证指南医案·眩晕门》谓："头为六阳之首，耳目口鼻皆系清空之窍，所患眩晕者，非外来之邪，乃肝胆之风阳上冒耳。"盖肝乃风木之脏，体阴用阳，其性刚，主动主升，烦劳过度或情志抑郁，久则化火生风，皆使肝阳偏亢，内风上旋，且风火相煽，必夹内壅之痰热上扰巅顶，而致眩晕，正如《类证治裁》所云："风依于木，木郁则化风，如眩如晕。"方中天麻、钩藤、夏枯草平肝清热，半夏、陈皮、茯苓、竹茹、枳实理气化痰，川芎活血通脉。全方共奏平肝清热、化痰止眩之功。〔单书健，陈子华.古今名医临证金鉴·头痛眩晕卷［M］.北京：中国中医药出版社，2011，371-372〕

颜德馨：经验方 2

【组成】生石决明 18g（先煎），生牡蛎 24g（先煎），制何首乌 12g，女贞子 12g，墨旱莲 12g，鲜石斛 9g，决明子 12g，夏枯草 9g，黄芩 6g，川牛膝 9g，车前子 9g。

【功效】育阴降火，平肝潜阳。

【主治】老年阴亏或素体肝肾不足者，阴亏于下，虚阳上扰，症见眩晕欲仆，头重脚轻，耳鸣失眠，腰膝酸软，脉细弦，舌红苔少。

【用法】每日 1 剂，水煎，分 2 次服。

【经验】肝藏血而属木，肾藏精而主水，肝肾同源，精血互生。若肾水不足，木失涵养而阳浮于上，龙雷之火上升，则目眩头晕，治宜泻南补北，用二至丸、鲜石斛等滋阴，夏枯草、黄芩降火，生石决明、生牡蛎、决明子等平潜肝阳。〔单书健，陈子华.古今名医临证金鉴·头痛眩晕卷［M］.北京：中国中医药出版社，2011，372〕

颜德馨：经验方3

【组成】生地黄9g，阿胶9g（烊化），白芍6g，当归6g，制何首乌12g，川芎2.4g，生牡蛎15g（先煎），灵磁石15g（先煎），党参9g，白术9g，谷芽12g。

【功效】养血柔肝，潜阳安中。

【主治】血虚风动，症见眩晕时作、面色萎黄、口唇爪甲少华、肢体颤抖、舌淡、脉细等。

【用法】每日1剂，水煎，分2次服。

【经验】肝藏血，血虚则厥阴化风上扰，风性动，故见眩晕时作、面色萎黄、口唇爪甲少华、肢体颤抖、脉细、舌淡等症，此乃《证治汇补》所谓"眩晕生于血虚也"。血虚生风，非真风也，类似风动，故又名内虚暗风，治此绝非单纯潜镇所能奏效，当宗"肝为刚脏，非柔不克""血行风自灭"之意，治以养血柔肝法，药用生地黄、阿胶、当归、白芍、何首乌、枸杞子、菊花、黑芝麻等。〔单书健，陈子华.古今名医临证金鉴·头痛眩晕卷［M］.北京：中国中医药出版社，2011，373〕

颜德馨：经验方 4

【组成】丹参 12g，当归 9g，赤芍 9g，川芎 15g，桃仁 9g，红花 9g，珍珠母 30g（先煎），代赭石 30g（先煎），制南星 6g，炒竹茹 6g，姜半夏 9g，制川乌 6g，蜈蚣 2 条。

【功效】活血通窍，化痰和胃。

【主治】瘀血阻络之眩晕，症见眩晕持续不已，并有头痛，可伴恶心呕吐，巩膜瘀丝缕缕，舌紫或见瘀斑，脉细涩。

【用法】每日 1 剂，水煎，分 2 次服。

【经验】头为诸阳之会，若因清窍空虚，外邪得以入踞脑户，阳气被遏，气血运行受阻，瘀血交滞不解，或因外伤跌仆，瘀血停留，阻滞经脉，清窍失养，亦致眩晕。《医学正传》云："外有因坠损而眩晕者……是宜行血清经，以散其瘀结。"颜老常用通窍活血汤加减治疗。肝胃不和，恶心呕吐，故加入代赭石、制南星、炒竹茹、姜半夏等，并入制川乌、蜈蚣通络止痛。〔单书健，陈子华.古今名医临证金鉴·头痛眩晕卷［M］.北京：中国中医药出版社，2011，375-376〕

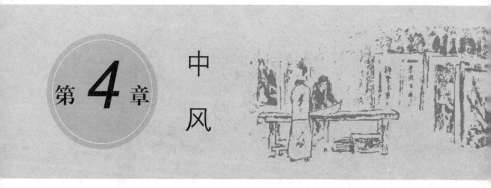

第**4**章 中风

　　中风是以猝然昏仆、不省人事、半身不遂、口眼歪斜、语言不利为主症的病证，病轻者可无昏仆而仅见半身不遂及口眼歪斜等症状。由于本病发生突然，起病急骤，且临床见症不一，变化多端而速疾，与自然界"风性善行而数变"的特征相似，故古代医家取类比象而名之为"中风"。根据发病后神志状态，可分为中经络、中脏腑，中经络者虽有半身不遂、口眼歪斜、语言不利，但意识清楚；中脏腑者则昏不知人，或神志昏糊、迷蒙，伴见肢体不用。根据病程长短，又可分期为急性期（中经络者为发病后2周以内，中脏腑者可延长至1个月内）、恢复期（2周后或1个月至半年内）、后遗症期（发病半年以上）。本病多在内伤积损的基础上，复因劳逸失度、情志不遂、饮酒饱食或外邪侵袭等，引起脏腑阴阳失调，血随气逆，肝阳暴张，内风旋动，夹痰夹火，横窜经脉，蒙蔽神窍，从而发生猝然昏仆、半身不遂诸症。其治当以息风为法，中经络者以平肝息风、化痰祛瘀通络为主。中脏腑闭证，治当息风清火、豁痰开窍、通腑泄热；脱证急宜救阴回阳固脱；对内闭外脱之证，则须醒神开

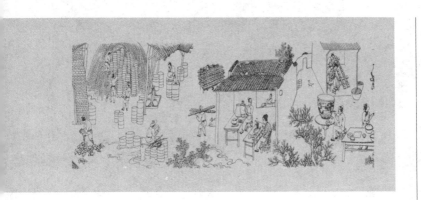

窍与扶正固脱兼用。恢复期及后遗症期，多为虚实兼夹，当扶正祛邪，标本兼顾，平肝息风、化痰祛瘀与滋养肝肾、益气养血并用。凡西医学中急性脑血管病如短暂性脑缺血发作、局限性脑梗死、原发性脑出血和蛛网膜下腔出血等，均可参照本章进行辨证论治。

　　本章收录了邓铁涛、朱良春、任继学、李振华、李辅仁、张学文、周仲瑛、颜德馨等国医大师治疗本病的验方25首。邓铁涛治疗本病多从风、痰、虚入手进行论治；朱良春治中风急症善以镇、降、肃折其病势，以酸敛真阴而防其虚脱，卒中后遗症以益火生土、活血通脉为治自创振颓丸；任继学擅治中风急症，指出眼合者为肝绝，手撒者为脾绝，遗尿者为肾绝，对中风脱证、闭证、脑出血急性期均自创经验方救治；李振华认为，中风病中经络在临床上宜分阴虚阳亢、风痰上逆和气虚血瘀三证，分别采用滋阴潜阳法、豁痰利湿法及益气化痰通络法治疗；李辅仁治老年人脑梗死

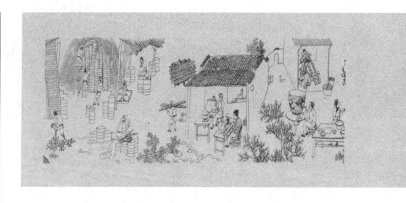

喜用益气养阴、平肝息风、化痰活血之法，治蛛网膜下腔出血多用清脑醒神、镇痉息风；张学文自创治疗中风先兆的经验方清脑通络汤，对本病治疗多从瘀血、水湿、痰浊入手；周仲瑛认为本病治疗关键在通，因为出血性中风急性期的病理关键为痰热阻窍，擅用清热凉血、化痰通瘀法治疗，缺血性中风急性期亦以痰、瘀、热为主要病机，重在凉血活血、清热通降；颜德馨认为中风之病，其本在于气虚，其标在于痰瘀，自创中防干膏粉预防中风高危人群，对于脑梗死擅用祛痰化瘀、疏通脉道法，自创脑梗灵痰瘀同治而取效，其以古方风引汤加减能清热泻火，息风摄阳，引血下降，治疗火亢血逆之脑出血颇为对症。

邓铁涛：羚羊角骨汤

【组成】羚羊角骨 25g，钩藤 15g，白芍 12g，地龙 12g，石决明 30g，天竺黄 10g，云苓 10g，杜仲 12g，牛膝 15g。

【功效】平肝息风。

【主治】中风中腑，辨证为肝阳亢盛者。

【用法】每日 1 剂，水煎，分 2 次服。

【经验】邓老认为，中风的病因病机应以内因为主，内虚为本，加以七情、饮食、劳倦等因素，以致肝风、肝火内动，湿痰、瘀血内阻，或虚阳浮越而发病。中腑者多经中脏转轻而出腑，或中经络转重而入腑。中腑多以神清或神情默默、善悲而哭、半身不遂或但臂（腿）不遂、失语或语言不利、口眼歪斜、大小便失禁、关格为主要表现。肝阳亢盛证则兼有舌质红绛或艳红、苔黄或腻腐，脉必弦而有力，或兼数。此方以羚羊角骨为君药，主入肝经，咸寒质重，善清泄肝热，平肝息风，镇惊解痉；联合钩藤、地龙、石决明，助君药平息肝风、平抑肝阳。白芍养血敛阴，天竺黄清热豁痰、安神定惊；云苓益气安神，杜仲、牛膝均入肝经，可补益肝肾，活血通经。兼热盛者，可加黄芩、莲子心、石膏；兼痰者，加胆南星、全蝎、僵蚕；兼失语者，加全蝎、石菖蒲，或合至宝丹。〔邓铁涛．中国百年百名中医临床家丛书·邓铁涛［M］．北京：中国中医药出版社，2001，31〕

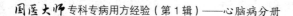

邓铁涛：秦艽牵正汤

【组成】秦艽 18g，川芎 10g，当归 10g，白芍 10g，生地黄 20g，云苓 15g，白附子 10g，僵蚕 10g，全蝎 10g，羌活 10g，防风 6g，白术 12g。

【功效】养血祛风通络。

【主治】中风中经络，辨证为风痰阻络者。

【用法】每日 1 剂，水煎，分 2 次服。

【经验】本病多由忧思恼怒、饮食不节、恣酒纵欲等原因，致阴阳失调、气血逆乱所致。卫外不固，络脉空虚，风邪乘虚而入于经络，气血痹阻不通，筋脉失于濡养，致手足麻木、肌肤不仁、半身不遂等症。本方以秦艽、防风、羌活等药物祛风，当归、生地黄、白芍、川芎养血，僵蚕、白附子通络化痰。诸药合用，具有养血祛风之功，正合古人"治风先治血，血行风自灭"之旨。对于络脉空虚，风邪入于络脉而致者，效果较为理想。兼热者加石膏、黄芩；痰多者，去生地黄，加胆南星；血虚者，加熟地黄、鸡血藤。〔邓铁涛.中国百年百名中医临床家丛书·邓铁涛〔M〕.北京：中国中医药出版社，2001，32；谢夏阳.运用邓铁涛教授秦艽牵正汤治疗中风 124 例〔J〕.内蒙古中医药，2014，26（9）：98-99〕

邓铁涛：钩藤饮加减

【组成】钩藤 12g，牡蛎 30g，牛膝 15g，天竺黄 12g，全蝎 10g，石决明 30g，天麻 10g，何首乌 20g，杜仲 12g。

【功效】滋阴平肝潜阳。

【主治】中风中经络，辨证为阴亏阳亢者。

【用法】每日 1 剂，水煎，分 2 次服。

【经验】本方是在经典方天麻钩藤饮基础上加减化裁而成，去清热之品而重于滋阴，方中钩藤为君药，与天麻相辅相成，均入肝经，均有平肝息风之效，天麻更能定眩晕，石决明性味咸平，平肝潜阳，除热明目，牛膝引热下行，直折亢阳，共为臣药，以助君药平肝息风之功，方中重用牡蛎，是取其益阴之功，全蝎入肝经，性善走窜，既平息肝风，又搜风通络，何首乌可补养阴血，杜仲补益肝肾，天竺黄清化热痰、清心定惊，又无寒滑之弊，临床常配合针刺地仓、颊车、合谷（均取患侧）及太冲。〔邓铁涛. 中国百年百名中医临床家丛书·邓铁涛〔M〕. 北京：中国中医药出版社，2001，32〕

朱良春：镇肝息风汤加减

【组成】怀牛膝30g，生代赭石30g，生龙骨15g，生牡蛎15g，乌梅15g，生龟甲15g，玄参15g，天冬15g，黄芩15g，茵陈15g，天麻10g。

【功效】镇肝息风，滋阴潜阳。

【主治】中风急症。见突然昏仆、口眼歪斜、神志模糊、头转向一侧、舌体与头向同侧歪斜、舌质红、苔黄燥、脉弦大等症。

【用法】每日1剂，水煎，分2次服。

【经验】此方在镇肝息风汤原方基础上用乌梅易白芍，治疗中风急症，屡收著效。朱老指出，镇肝息风汤旨在镇、降、肃、敛，以镇、降、肃折其病势，以酸敛真阴而防其虚脱，益阴潜阳，敛正祛邪，用之对证，屡见效验。乌梅敛肝远胜于生白芍，且涩精气功同山茱萸，故以乌梅易白芍，乃因白芍敛肝力微不易见功，拟乌梅、龙骨、牡蛎同用，疗效更胜一筹，颇能提高镇肝息风汤治疗中风急症的疗效。〔邱志济，朱建平，马璇卿.朱良春治疗中风及后遗症用药经验特色选析［J］.辽宁中医杂志，2002，29（3）：129〕

朱良春：振颓丸加减

【组成】红参 100g，炒白术 100g，当归 100g，杜仲 100g，淫羊藿 100g，巴戟肉 100g，淡苁蓉 100g，制乳香 100g，制马钱子 50g，制附子 50g，炮山甲 50g，上等鹿茸 25g，蜈蚣 25g，乌梅肉 25g。

【功效】益火生土，活血通脉。

【主治】肢体痿废、血脉痹阻之卒中后遗症，对外伤性截瘫、类风湿性关节炎亦有良效。

【用法】诸药共研粉，制为蜜丸，每丸 10g，日服 3 丸，用黄芪煎汤或黄酒送服。

【经验】朱老指出，卒中后遗症的辨治应从脏腑气血阴阳辨证，临床所见卒中后遗症气虚血瘀固多，但阴虚血燥者亦复不少。补阳还五汤只能适应气虚血瘀之证，不可统治其余。本方中制马钱子合蜈蚣、炮山甲、制乳香，对痰瘀壅阻而形成的血栓，有消散化解作用，并有逐恶血、健脾胃、提脏器、通死肌之著效；淫羊藿益火生土，燮理阴阳，补肾壮阳，祛风醒脾除湿；以红参、黄芪、白术补脾胃，当归、制乳香等疏通气血，治腰腿肢体疼痛，乃有治痿独取阳明之意；选红参、鹿茸，一以大补元神，一以峻补元阳，参茸并用不但益阳，而且益阴，盖红参生用气凉，熟用气温，味甘补阳，微苦补阴，鹿茸温煦鼓荡，阴阳交融，气血俱充，大填髓汁，更补髓气，健脑益肾，起废疗瘫，当有佳效；制附子、杜仲、巴戟肉、淡苁蓉温肾回阳，补肾填精，收摄耗散，肝阳过甚中风，乃肝为标、肾为本，苟非肾水不充，肝木亦必不横逆，以补肾为治中风后遗，乃意在固护根基，俾肝阳可无再动之虑，乌梅肉敛肝疏脾，补肝气即是实脾胃也。

值得注意的是，制马钱子入丸的药量应控制在每日0.6g以下。但临证中有少数患者颇耐峻猛药者，亦可试以稍予增大剂量，以提高疗效，但须知正常反应者，为轻度头晕、恶心或周身瘙痒，可用肉桂10g煎汤服之缓解。似此反应，不可随意增加药量，有心脏病、肝肾病者忌服，药量已足者服药中偶有轻微腰背肌肉僵直感，或偶有腰部肌肉轻微颤动均为正常反应，1周后逐渐消失。服药期间忌食海藻类、蛋类、虾蟹类及含碱、矾等食物，如油条、粉丝等。连续服含马钱子药2～3个月已见著效后，要去马钱子续服，比较稳妥，以防马钱子碱（士的宁）的积蓄为害。现代药理研究显示，制马钱子具有兴奋脊髓作用，强筋骨、利关节、增强肌力，兴奋中枢神经，以及提高延髓呼吸中枢和血管运动中枢的兴奋性等作用。〔邱志济，朱建平，马璇卿.朱良春治疗中风及后遗症用药经验特色选析［J］.辽宁中医杂志，2002，29（3）：130〕

任继学：经验方 1

【组成】红参 15g，附子 10g，龟甲胶 15g，玳瑁 15g，山茱萸 20g，阿胶 15g，鸡子黄 1 个，胆南星 5g。

【功效】阴阳双补，固脱救逆。

【主治】中风中脏腑之脱证，症见卒倒，痰涎壅塞，喉间痰如拽锯，汗出如雨，神昏不语，口开目合，遗尿，手足弛而不收。

【用法】每日 1 剂，水煎，分 2 次服。

【经验】任老对于中风中脏腑危重症治疗分脱证和闭证进行辨治。认为凡闭者，欲其开，不开则死；凡脱者，欲其固，不固则亡。对于脱证，任老自拟本方，煎后贮冰箱冷藏，用时温热顿服，以摄纳真阴，顾护元气。若见眼合、手撒、遗尿等危症，任老必以大剂参附注射液、参麦注射液静脉点滴，以敛阳固脱。任老根据长期临床实践及古人论治经验，眼合者为肝绝，手撒者为脾绝，遗尿者为肾绝，只有顾其肝、脾、肾三脏，才能化险为夷，治闭如此，治脱亦如此。

本方中红参大补元气；附子补火回阳；龟甲胶、阿胶、鸡子黄滋补阴血；山茱萸补益肝肾，敛汗固脱；玳瑁平肝潜阳；胆南星清化痰热，祛风解痉。诸药共奏阴阳双补、固脱救逆之功。〔冯泳. 临床常用方剂手册［M］. 贵阳：贵州科技出版社，2001，1341-1342；唐光华. 急危重症［M］. 北京：中国中医药出版社，2008，256〕

任继学：经验方2

【**组成**】厚朴 20g，大黄 10g，枳实 10g，羌活 5g，生蒲黄 15g，桃仁 10g，煨皂角 9g。

【**功效**】通腑泄热，通络化瘀。

【**主治**】中风急性期大便闭者。

【**用法**】每日 1 剂，水煎，分 2 次服。

【**经验**】任老认为，此病无论轻、重之患，3～7 天之内，瘀血痰毒，风热在脑，必然引起神气郁而不伸，阳气不能宣发于外，郁积于内，而生瘀热，如能使瘀散痰消，则毒自解，不药而热自解。三化汤出自《素问病机气宜保命集·中风论第十》，为金元医家刘河间所创，由小承气汤加羌活而成，是开通玄府治疗中风病之名方，具有宣行气血、通腑开结、调畅气机、开通玄府的作用。此方于三化汤基础上加生蒲黄、桃仁、煨皂角水煎服之，得利停服。此方可散瘀化热，使瘀散痰消，毒自解。方中厚朴燥湿化痰，下气除满；枳实破气消积，化痰除痞；煨皂角通窍开闭，祛顽痰；羌活解表祛风，胜湿止痛；桃仁与生蒲黄相辅相成，一活血祛瘀，一止血化瘀。临床上可随症加减。〔卓一.任继学教授治疗中风急性期临床试验〔J〕.中国社区医师，2006，22（2）：40〕

任继学：破瘀醒神汤

【组成】水蛭 10～15g，桃仁 10～15g，红花 10～15g，酒大黄 10～15g，蒲黄 10～15g，石菖蒲 10～15g，豨莶草 10～15g，土鳖虫 5g。

【功效】破血化瘀，泄热醒神，豁痰开窍。

【主治】脑出血急性期。

【用法】每日 1 剂，水煎，分 2 次服。

【经验】任老认为，出血性中风为风、火、痰、瘀、虚导致血溢脑脉之外，血液稽留成积，聚而为瘀肿；毒自内生，毒害脑髓，神机受损，故设立了破血化瘀、泄热醒神、豁痰开窍的治法。所谓"瘀血不去，则出血不止，新血不生"。方中水蛭、土鳖虫破血逐瘀，桃仁、红花活血化瘀，酒大黄活血逐瘀、泄热解毒，蒲黄止血化瘀，石菖蒲开窍醒神、宁神益志，豨莶草解毒通经，常加神曲、半夏、陈皮、茯苓等豁痰开窍。〔王明红，邹成松，陈瑶，等.破瘀醒神汤对脑出血恢复期患者生活质量的改善作用〔J〕.中西医结合心脑血管病杂志，2013，11（11）：1289〕

任继学：理气反正散

【组成】珍珠母 5g，丹参 5g，沉香 3g，乌药 2g，白蒺藜 5g，佛手 5g，桑枝 10g，青皮 3g，胆南星 1.5g，郁金 3g。

【功效】理气降逆。

【主治】中风。

【用法】共为细末，每日 1 剂，温水送服。

【经验】卒中多由虚风内动、正气引邪、邪正相争、冲气上逆所致，故理气降逆是治疗的重要环节，所谓"大气一转，邪气乃散"。又因气引痰动，痰塞气道，清气不升，浊气不降，气脉闭塞，故见半身不遂、口舌㖞斜、头痛肢麻、腹胀痰多等。任老常言，人体本气而生，气始于肾，释放于肝，升降于脾，宣布于肺，贯行于心，敷布经络肢体，无处不到。中风气机不畅，肝无疏泄之能，阳气堆积于内，阳动必生风，风主动，火主炎上，上犯于脑，阻塞窍络，津液不行而外渗，稀者为饮，浊者为痰，遂发痰饮。方中珍珠母清潜风阳，乌药、佛手、青皮理气疏肝，沉香引逆气下行，丹参、胆南星、郁金、桑枝活血通脉、化痰开窍。全方共奏理气降逆、化痰通脉之效。〔张长城，张宗益，朱东强.任继学教授治疗中风八法〔J〕.四川中医，1993（10）：12；南征.国医大师临床经验实录·国医大师任继学〔M〕.北京：中国医药科技出版社，2011，66〕

任继学：活络化浊散

【组成】槐花 5g，葛根 5g，白蔻 3g，大黄 3g，瓜蒌 5g，厚朴 5g，地龙 3g，川芎 3g，红花 1.5g，豨莶草 10g。

【功效】化痰降浊，活血通络。

【主治】卒中后遗症期。

【用法】共为细末，每日 1 剂，温水送服。

【经验】任老认为，中风后期以五脏虚损为主，但也有湿、热、痰、瘀等邪实的表现，任老多责之为嗜食肥甘、素体肥胖之人，因肥则腠理致密，脂膏堆积于内，附于脉络，气血不通，积损为患。故临床常见肢瘫言謇、头晕肢麻等症。方中槐花清肝泻火，凉血止血；大黄凉血解毒，逐瘀通经；瓜蒌清热化痰，宽胸散结；厚朴可燥湿消痰；地龙性走窜，善于通行经络，与川芎、红花等配伍，加强活血通经之效；豨莶草归肝、肾经，祛风湿，利关节。临床上若伴有高脂血症者，则加桑寄生、茺蔚子、黄精、灵芝、生山楂等以降脂化瘀；若过于肥胖者，则加滑石、泽泻、木通、茯苓皮等利水除湿，痰浊尽除，气血通畅，则病自愈。〔张长城，张宗益，朱东强 . 任继学教授治疗中风八法［J］. 四川中医，1993（10）：11〕

李振华：养阴通络汤

【组成】蒸何首乌21g，川牛膝15g，白芍15g，牡丹皮9g，地龙21g，全蝎9g，土鳖虫12g，珍珠母30g，菊花12g，乌梢蛇12g，鸡血藤30g，天麻9g，甘草3g。

【功效】滋阴潜阳，息风通络。

【主治】中风中经络之阴虚阳亢者。症见头晕头痛，不经昏倒，突然口眼歪斜，舌体不正，语言不利，半身不遂，舌质红，舌苔薄黄，脉弦细数。

【用法】每日1剂，水煎，分2次服。

【经验】本证为肾阴亏虚，肝阳上亢，肝动化风，风火上扰清窍，走窜经络，气血不畅所致。方中蒸何首乌、川牛膝、白芍、牡丹皮、珍珠母滋阴清热潜阳；地龙、全蝎、土鳖虫、乌梢蛇、鸡血藤、菊花、天麻息风通络。适应于中经络的阴虚阳亢证及中脏腑的阳闭证所遗留的半身不遂等后遗症，若舌强语言謇塞者，加节菖蒲、远志、郁金各9g；痰多者，加川贝母9g，天竺黄12g。〔华荣．国医大师李振华教授治疗中风病临床经验［J］．辽宁中医药大学学报，2011，13（12）：27〕

李振华：祛湿通络汤

【组成】土炒白术 9g，云苓 15g，橘红 9g，半夏 9g，泽泻 12g，荷叶 30g，节菖蒲 9g，黄芩 9g，地龙 21g，川木瓜 21g，鸡血藤 30g，乌梢蛇 12g，蜈蚣 3 条，甘草 3g。

【功效】豁痰利湿，息风通络。

【主治】中风之中经络风痰上逆证及中脏腑阴闭的后遗症。症见头昏头沉，突然口眼歪斜，舌体不正，语言不利，痰涎较多，手足重滞，半身不遂。

【用法】每日 1 剂，水煎，分 2 次服。

【经验】本证系平素脾虚，痰湿内盛，郁而化热，复因一时将息失宜或情志内伤，导致心肝火盛，火动生风，风痰上逆，痰随气升，上扰清窍，横窜经络所致。方中白术、云苓、泽泻、橘红、半夏豁痰利湿；荷叶、节菖蒲、黄芩化浊清热；地龙、鸡血藤、蜈蚣、乌梢蛇活血通络息风。故本方适应于中经络的风痰上逆证及中脏腑阴闭的后遗症。如因经络不通，水湿停聚，而出现头面部及四肢浮肿，可予玉米须等渗湿利水消肿；若肝风上扰清窍，致头晕头痛难止，可加天麻、白芷、菊花等平肝息风止眩；中风本为虚中有实，实由虚致，到疾病后期气血阴阳亏虚之象益显，故常重用黄芪、党参大补元气，牛膝补益肝肾。〔华荣 . 国医大师李振华教授治疗中风病临床经验［J］. 辽宁中医药大学学报，2011，13（12）：27〕

李振华：复瘫汤

【组成】生黄芪30g，白术10g，陈皮10g，旱半夏10g，茯苓12g，薏苡仁30g，木瓜18g，泽泻10g，节菖蒲10g，郁金10g，丹参20g，川芎10g，乌梢蛇12g，炮山甲10g，甘草3g。

【功效】健脾益气，化痰通络，活血化瘀。

【主治】中风之脾气亏虚、痰瘀阻络者。

【用法】每日1剂，水煎，分2次服。

【经验】李老治疗中风病，在辨证论治前提下，始终贯彻重视后天脾胃、重视整体调节的学术思想，认为痰浊内生是中风病的重要发病基础。现代人的生活方式，多久坐少运动，且喜肥甘厚味、嗜酒过度，均易损伤脾胃，使水湿停留，聚积生痰，阻滞经脉，蒙蔽清窍；或痰郁化火，痰火上攻，横窜经络，扰乱神明，则发为中风。方中生黄芪、白术补气健脾，白术、陈皮、旱半夏、茯苓、甘草取六君子汤之意，配薏苡仁、泽泻健脾化痰利湿以治本，加以活血通络之品共奏全功。〔刘向哲.国医大师李振华教授从脾胃论治中风病经验［J］.中华中医药杂志，2011，26（12）：2886〕

李辅仁：安脑化瘀汤

【组成】生石决明 30g（先煎），白蒺藜 15g，茺蔚子 10g，天麻 15g，丹参 20g，党参 20g，生黄芪 20g，黄精 15g，当归尾 15g，郁金 10g，菖蒲 10g，制何首乌 15g，川芎 10g。

【功效】益气养阴，平肝息风，化痰活血。

【主治】脑梗死之神清后。

【用法】每日 1 剂，水煎，分 2 次服。

【经验】李老认为，脑血栓形成大多是老年人元气不足，脉络空虚或痰湿内壅，风邪乘虚而袭，致使气滞血瘀、阻遏经络而发病。方中生石决明、白蒺藜、制何首乌、茺蔚子、天麻伍用，功专重镇平肝潜阳，兼以柔肝益肾、滋水涵木。党参、生黄芪伍用，党参甘温补中而偏于阴，生黄芪甘温补气而偏于阳，二药合用，扶正补气。生黄芪、黄精伍用，黄精滋阴填髓、调和五脏，配生黄芪补中益气、填精益阴而安脑，补气而不燥，养阴益中气而不滋腻。郁金、菖蒲开窍宣痹、行气解郁，当归尾、川芎伍用为佛手散，行气活血、散瘀养血。全方益气养血，活血祛瘀，益肝肾，安脑髓，通脉络。复视、眼睑下垂，则加鹿角霜、桑椹、谷精草、蔓荆子、密蒙花以养肝明目益肾；心悸气短，加党参、天冬、麦冬、五味子强心生脉。

〔刘毅 . 李辅仁治疗老年脑部疾患的经验〔J〕. 山东中医学院学报，1992，16（6）：36〕

李辅仁：清脑息风汤

【组成】天麻 10g，钩藤 10g（后下），葛根 15g，黄芩 10g，龙胆草 5g，菊花 10g，生地黄 15g，天冬 15g，麦冬 15g，玄参 15g，石斛 15g，天花粉 20g，茺蔚子 10g，白茅根 30g，羚羊粉 0.5g（分冲）。

【功效】清脑醒神，镇痉息风。

【主治】蛛网膜下腔出血。

【用法】每日 1 剂，水煎，分 2 次服。

【经验】李老认为，本病发病多为肾阴不足，肝风上逆，气血并走于上，致血行脉外。方中天麻、钩藤、菊花、葛根、茺蔚子相伍，用以清热镇痉、息风化痰。其中葛根能扩张心脑血管，改善脑循环、冠状循环，有较强的缓痉清热作用。黄芩、龙胆草清肝胃之热，麦冬、生地黄、玄参为增液汤，配石斛、天花粉、天冬以滋阴生津。羚羊粉清热醒脑，白茅根、生地黄清热凉血生津。待神清、头痛缓解、嗜睡改善，唯见半身不遂、口干思饮等症时，则以滋肾养阴、平肝通络治之。〔刘毅.李辅仁治疗老年脑部疾患的经验［J］.山东中医学院学报，1992，16（6）：37〕

张学文：脑窍通方

【**组成**】麝香 0.1g（冲兑），丹参 15g，桃仁 10g，川芎 12g，赤芍 10g，白茅根 30g，石菖蒲 10g，三七 3g，川牛膝 30g。

【**功效**】活血开窍，利水醒脑。

【**主治**】脑出血或其他脑外伤、热病所致之颅脑水肿、颅内高压、神志昏迷或小儿脑积水及脑肿瘤等颅脑水瘀证。

【**用法**】每日 1 剂，水煎，分 2 次服。

【**经验**】此方取王清任通窍活血汤之意，方中丹参、桃仁、川芎、赤芍活血化瘀，消散瘀血；三七既化瘀又可止血，防止出血；麝香、石菖蒲芳香开窍醒神；白茅根清热止血，利水护肾；川牛膝滋益肝肾，引血、引水、引热下行。全方合用，具有化瘀止血、开通脑窍、苏醒神志、利水降颅压等作用。临床上可随症加减，如对于脑出血急性期或伴有脑水肿者，应去麝香，以防其辛香走窜破血太过，再加三七粉 0.1 ~ 0.2g（冲服），水蛭 6 ~ 9g 以行血止血。〔张学文.《医林改错》一书的学习与活血化瘀方药的运用〔J〕.天津中医药，2006，23（1）：3-4；孙景波，华荣，符文彬.张学文教授从颅脑水瘀论治疑难脑病经验〔J〕.中国中医急症，2006，15（6）：628-631〕

张学文：通窍活血利水汤

【组成】丹参 30g，桃仁 10g，红花 10g，茯苓 20g，川牛膝 15g，白茅根 30g，川芎 10g，赤芍 10g，麝香 0.1g，黄酒 30~90g，水蛭 6g。

【功效】通窍活血，利水化浊。

【主治】中风、颅脑外伤、脑积水、顽固性头痛、脑肿瘤等辨证属于颅脑水瘀或颅脑积血者。

【用法】每日 1 剂，水煎，分 2 次服。

【经验】中风、脑积水、颅脑损伤诸疾，病机多为瘀血阻塞，脑络不通，或血不利而为水，导致水湿停聚，水瘀壅塞，闭阻脑窍，瘀阻是本，瘀闭为标，故立通窍活血、利水化浊之剂。本方由王清任通窍活血汤化裁而来，张老认为，麝香一味通窍活血，通阴达阳，香窜走络，用于颅脑积血积水之症最宜，为方中主药，如缺此药，常影响疗效。临床缺之，可用冰片 0.2g（冲服）代之，或用白芷 6~9g 代之。川芎、桃仁、赤芍、丹参、水蛭共为活血化瘀通络之品，直接针对瘀阻脑络之病机关键，共为辅药。茯苓、白茅根利水化浊，川牛膝滋益肝肾，又能活血通络，引水下行，共为佐药。黄酒辛散，疏通经脉，为药引。诸药合用，使滞者通，浊者清。

煎煮时，先将黄酒洒在干药上，用纸或布封紧器口，20 分钟左右，使黄酒渗入药中，而后除麝香外，余药清水煎，取药汁或温开水冲服麝香粉。临床使用中发现，黄酒用量可酌情，少则 20g，多则 90g，服药后若有面色微红、微醉之象，效果更好。〔邵文彬，朱丽红，张学文.张学文教授脑病验方集锦［J］.中医药学刊，2005，23（10）：1767-1768〕

张学文：清脑通络汤

【组成】草决明 30g，磁石 30g（先煎），豨莶草 30g，川芎 12g，菊花 12g，赤芍 10g，地龙 10g，山楂 15g，丹参 15g，葛根 15g，川牛膝 15g，水蛭 6g，葱白 3 寸。

【功效】清脑降压，活血通络。

【主治】中风先兆，症见头痛头昏、眩晕、耳鸣、肢体麻木、手足逐渐不利、疲乏无力、舌质淡紫、舌下静脉瘀阻、脉弦细等。

【用法】每日 1 剂，水煎，分 2 次服。

【经验】此方为张老治疗中风先兆的经验方，主要针对高血压早期出现头昏眩晕、肢麻舌麻、血压升高或上下波动、血脂异常等症。由于高血压早期病机多属肝热血瘀，故拟此方。方中草决明、菊花专清肝脑之热，水蛭、川芎、丹参、赤芍、山楂化心脑之瘀，磁石平肝阳之亢，川牛膝补肝肾之虚，地龙、豨莶草通络降压，同时草决明、山楂兼降血脂、软化血管。如见肝肾不足可加山茱萸、杜仲、桑寄生；语言迟钝加胆南星、菖蒲、郁金、天竺黄；胸闷胸痛加瓜蒌、薤白、三七；肢体不利加鸡血藤、威灵仙等；高血压导致的心脏病也可应用此方，在原方基础上加瓜蒌、薤白、三七等。〔邵文彬，朱丽红，张学文.张学文教授脑病验方集锦〔J〕.中医药学刊，2005，23（10）：1767-1768〕

张学文：脑清通汤

【组成】天麻10~12g，钩藤12g，决明子15g，菊花12g，川芎10g，地龙10g，赤芍10g，红花6g，三七粉3g（冲服），生地黄12g，桑寄生15g，生杜仲12g，川牛膝30g，豨莶草15g，生山楂15g。

【功效】清肝活血。

【主治】肝热血瘀之中风，症见偏侧肢体麻木或无力，伴头涨、头痛、眩晕、心烦易怒、面赤目胀、口苦或干、便秘、舌暗、舌下布满瘀点或瘀丝，脉弦或细涩。

【用法】每日1剂，水煎，分2次服。

【经验】张老认为，肝热、血瘀互结，常发为中风。水不涵木，肝阳上亢，化热灼津为瘀；或肾精亏乏，肝血不足，血涩为瘀。肝热（火）有虚实之分。肝之实火，因肝火素旺或暴怒郁怒，伤肝化火，或烦劳而阳气张，工作繁忙，加之恣食烟酒辛辣肥甘化火，也可致肝火渐旺，肝经郁热。肝之虚火，因中老年人肝肾之阴常不足，水不涵木，虚热内生。其治疗以清肝活血为大法，拟脑清通汤为治。

方中天麻、钩藤、决明子、菊花清热平肝；川芎、地龙、赤芍、红花、三七粉化瘀通络；生地黄滋阴，"壮水之主以制阳光"；桑寄生、生杜仲补肝肾、强筋骨；川牛膝引肝热、瘀血下行；豨莶草清热兼通络；生山楂活血散瘀。诸药合用，共奏清肝热、通经络之效，可使肝火得宁，血行顺畅，诸症得消。〔张华丽，黄英莉．张学文教授清肝活血法治疗中风的经验介绍［J］．现代中医药，2007，27（1）：23-24〕

张学文：通脉舒络汤

【组成】黄芪 30g，红花 10g，川芎 10g，地龙 15g，川牛膝 15g，丹参 30g，桂枝 6g，山楂 30g。

【功效】益气活血，通脉舒络。

【主治】气虚血瘀之中风。

【用法】每日 1 剂，水煎，分 2 次服。

【经验】本方以清代王清任之补阳还五汤加减而成。方中重用黄芪补气，川芎为血中气药，通行血海；红花活血祛瘀行滞；地龙咸寒走窜，入络剔邪，息风止痉；川牛膝活血通络，引血下行，走而能补，兼滋肝肾；丹参功同“四物”，善活血凉血，养血益心，祛瘀生新，安神定志；桂枝通阳化气；山楂入血分。该方能补能攻，能上能下，且寒温并施，可防辛温走窜之品伤及阴血，共奏益气活血、通脉舒络、祛瘀生新之功。其中山楂既可活血散瘀，又可消解诸药之腻，健脾和胃。张老使用本方的经验是，早期使用，在发病后 3 个月内效果最好，最迟不宜超过半年，且宜坚持用药 1～3 个月。

意识、语言障碍明显，属气郁或痰湿内阻者，加郁金 12g，石菖蒲、法半夏各 10g，茯苓 15g；语言障碍，吞咽困难者，原方去桂枝，加胆南星、郁金、天竺黄各 10g；头痛甚者，去桂枝、红花，加僵蚕 10g，菊花 15g；眩晕明显，属肝阳上亢者，去桂枝、川芎、黄芪，加珍珠母 30g（先煎），茺蔚子、天麻各 10g；纳呆胸闷、舌苔白腻、湿浊明显者，加白术、茯苓各 10g，薏苡仁 20g 或藿香、佩兰各 10g；呕吐者，加竹茹、姜半夏各 10g；便秘、口臭者，加大黄

12g（后下）；抽搐者，去桂枝，加僵蚕、钩藤各10g。〔邵文彬，朱丽红，张学文.张学文教授脑病验方集锦［J］.中医药学刊，2005，23（10）：1767-1768〕

周仲瑛：凉血通瘀方

【组成】水牛角 30g，生地黄 30g，赤芍 12g，牡丹皮 9g，桃仁 12g，大黄 12g，桂枝 6g，炙甘草 6g，芒硝 6g，冰片 10g。

【功效】清热凉血，化痰通瘀。

【主治】出血性中风急性期。

【用法】每日 1 剂，水煎，分 2 次服。

【经验】周老认为，痰热阻窍为出血性中风急性期的病理关键和主要证型，立足于"通"法，自拟凉血通瘀方。本方为桃核承气汤合犀角地黄汤加冰片而成，其中犀角（现以水牛角代，下同）直入血分，清心凉血解毒，生地黄清热凉血而滋阴，赤芍、牡丹皮清热凉血、活血散瘀，桃仁、大黄破血祛瘀、下瘀泄热；桂枝、芒硝伍用，一助桃仁破血祛瘀，又防寒药遏邪凝瘀之弊，一助大黄攻逐瘀热；冰片更能开窍醒神、清热止痛；炙甘草益气和中，缓诸药峻烈之性，以防逐瘀伤正。此方对于痰热阻窍的出血性中风患者，能给邪以出路，达到顿挫气火上逆、清解血分瘀热之目的。〔刘菊妍，顾勤，汪红.周仲瑛教授运用通法治疗内科急症经验介绍 [J].新中医，2002，34（7）：10-11〕

周仲瑛：犀角地黄汤加减

【组成】水牛角20g（先煎），生地黄20g，栀子10g，牡丹皮10g，石菖蒲10g，地龙10g，胆南星10g，炒僵蚕10g，白薇15g，赤芍12g，泽兰12g，三七粉2g（冲服）。

【功效】凉血祛瘀，清热豁痰。

【主治】缺血性中风急性期。

【用法】每日1剂，水煎，分2次服。

【经验】周老认为，缺血性中风与风、火、痰（水）、瘀、虚等有关，而痰瘀闭阻脑络是中风邪实的主要病机，且贯穿于疾病始终。脉管是相对封闭的管道，具有"壅遏营气，令无所避"之功能，一旦血行停滞，即留而为瘀；瘀血内阻，津液凝聚，痰浊内生；痰瘀互结，阻遏气机，郁而化热，脑脉闭阻，气血不能上充营养脑髓，则出现神志不清、半身不遂、偏身麻木、口舌歪斜、舌强不语等症。本病急性期主要病理因素为瘀、痰、热，治宜凉血化瘀、祛痰通络、开窍醒神，而瘀热阻窍与阳明通降失司有关，故凉血散瘀又以通降为要。通腑泻实可引浊气下降，直折病势；通络开窍可祛除脑中蓄血而醒神；通脉散瘀，可疏调血气壅滞而缓解症状。通腑下瘀热，又有上病下取、釜底抽薪、平抑肝风痰火和顺降气血作用。方中水牛角、生地黄、牡丹皮凉血活血，伍以地龙、赤芍、泽兰、三七粉活血通脉；佐栀子、白薇清热，石菖蒲、胆南星、炒僵蚕化痰通窍。全方活血化瘀，清热通降，又可防止产生内生之毒。周老结合多年临床用药经验，根据患者兼夹症，选加炙远志、石菖蒲、胆南星、泽泻、炒僵蚕、天竺黄、竹沥等。〔刘菊妍.周仲瑛教授治疗缺血性中风验案［J］.新中医，2005，37（12）：70-71〕

颜德馨：中防干膏粉

【组成】黄芪 30g，川芎 12g，苍术 12g，蒲黄 15g。

【功效】补中益气，活血化瘀，健脾除湿。

【主治】中风高危人群。

【用法】以温水调冲代饮，每天冲饮 2 次，连用 3 个月为 1 个疗程，休息 1 个月，再续服第 2 个疗程，至少服用 9 个疗程。

【经验】中风之病，其本在于气虚，其标在于痰瘀，其病位在脑窍。中风的发病，缘由元气亏虚，瘀痰留阻，气血瘀滞，闭于脑窍所致。正如《素问·调经论》所谓"血之与气，并走于上，则为大厥"，因而气虚、瘀血、痰浊是中风发病的三大病理因素。方中以黄芪为君，益气则元气充足，气为血帅，以推动血脉运行，以达气充血活之目的；川芎为臣，有活血行气之功，有散瘀化瘀之力，为血分之气药，并引药上行，与黄芪为伍，起益气活血化瘀之效；苍术、蒲黄为佐使，苍术具健脾运脾、除湿化痰之功效，蒲黄为活血止血之品，与川芎相伍，借川芎之上引，直达脑络。〔周晓燕."中防"干膏粉预防中风的临床观察［J］.上海中医药大学学报，1999，13（3）：27-28〕

颜德馨：脑梗灵颗粒

【组成】生蒲黄 15g，水蛭 6g，海藻 15g，石菖蒲 10g，葛根 15g，通天草 15g。

【功效】祛痰化瘀，疏通脉道。

【主治】脑梗死之痰瘀交阻证。

【用法】每日 2 次，每次 1 包。

【经验】脑梗灵颗粒系根据颜老 60 余年的临床经验研制而成。方中生蒲黄、水蛭活血化瘀，其中水蛭味咸性寒，专入血分而药力迟缓，借其破瘀而不伤气血之力，以祛沉痼瘀积，均为君药。现代药理研究证明，水蛭的主要成分有水蛭素、肝素、抗血栓素等，其中水蛭素是一种抗凝物质，能阻止凝血酶对纤维蛋白之作用。水蛭还分泌一种组胺样物质，能扩张毛细血管，缓解小动脉痉挛，降低血液黏度。水蛭与生蒲黄为伍，以获活血破瘀、通利经络之功。海藻味咸性寒，气味俱厚，纯阴性沉，化痰软坚，因痰瘀同源，故海藻能助君药化瘀之效；石菖蒲禀天地清气而生，有怡心情、疏肝气、化脾浊、宁脑神之功，为治邪蒙清窍所致神昏、健忘等症要药，与生蒲黄合用，则能祛瘀以通脑络，醒心脑以复神明，奏开窍安神、醒脑复智之功，与海藻配伍通窍除痰，醒神健脑，均为臣药。葛根、通天草均为轻清上逸之品，能引药入脑，与海藻相配，能增加脑血流量，软化脑血管，为佐使药。诸药合用，祛痰化瘀，疏通脉道，痰瘀同治，以达到清除病理产物、疏通脑络、恢复肢体功能的作用，对痰瘀交阻型效果尤为显著。〔夏韵，汤德生，姚德民，等.脑梗灵颗粒治疗脑梗死临床与实验研究〔J〕.实用中西医结合临床，2002，2（4）：1-3〕

颜德馨：风引汤加减

【组成】寒水石 30g，龙骨 30g，生牡蛎 30g，石膏 30g，生大黄 6g，丹参 15g，石菖蒲 15g，生蒲黄 15g（包煎），赤芍、白芍各 15g，陈胆南星 6g，通天草 9g。

【功效】镇潜降逆，泄热化瘀。

【主治】脑出血。

【用法】每日 1 剂，水煎，分 2 次服。

【经验】颜老认为，风引汤为《金匮要略·中风历节病脉证并治》篇之附方，又名紫石汤，主"除热瘫痫"。瘫既以热名，则明其病因热而得，故临床习用此方治疗火亢血逆之脑出血，颇有效验。风引汤取牡蛎、龙骨、赤石脂、白石脂、紫石英等大队石类药镇潜以制肝阳暴逆；辅以石膏、寒水石、滑石咸寒以泻风化之火；大黄苦寒直折，釜底抽薪，使逆上之血下行。本方加丹参、石菖蒲、生蒲黄、陈胆南星等活血化痰开窍。病初内风动跃，气血逆乱，当避桂枝、干姜、赤石脂之辛温固涩，症情渐趋平稳，则可投桂枝疏通经隧，助肢体活动恢复。诸药相配，共奏清热泻火、息风摄阳、引血下降之功。〔佘靖.碥石集（二）〔M〕.北京：中国中医药出版社，2001，67〕

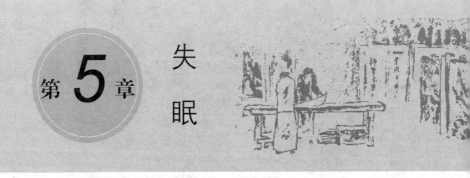

第5章 失眠

　　失眠是由心神不安，营卫阴阳失常而导致经常不能获得正常睡眠为特征的一种病证。临床主要表现为睡眠时间、深度的不足，轻者入睡困难，或寐而不酣，时寐时醒，或醒后不能再寐，重则彻夜不寐，常影响人们的正常工作、生活、学习和健康。本病病因虽多，但其主要病机为阳不入阴，阴阳失调。治疗当以补虚泻实、调整脏腑阴阳为原则。实证泻其有余，如疏肝泻火，清化痰热，消导和中；虚证补其不足，如益气养血，健脾补肝益肾。在此基础上辅以安神定志，如养血安神，镇静安神，清心安神。西医学的神经衰弱、围绝经期综合征、慢性消化不良、贫血等以不寐为主要临床表现时，可参考本章内容辨证论治。

　　本章收录了邓铁涛、朱良春、李济仁、何任、张琪、张灿玾、周仲瑛、路志正、颜正华、颜德馨等国医大师治疗本病的验方44首。邓铁涛治失眠多从痰阻、心脾血虚、肝郁和肝阳上亢入手，病情顽固者常内服外洗同用；朱良春尤其善用蝉蜕、甘松，重用夜交藤，对慢性迁延性肝炎或早期肝硬化引起的顽固失眠自创半夏枯草煎；李济仁采用镇肝纳肾、阴阳并调之法治疗本病，并强调于午后、睡前服药；何任辨治失眠常分型论治，采用祛风安神、平肝潜阳、

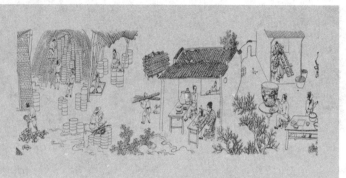

和脾化湿、辛润通络、益肾潜阳、清热和胃、镇惊安神定志等法；张琪认为，人的思维活动需肝气的调节升发，肝血之输送供给，故血府逐瘀汤所治之不寐，其病机关键在于肝失条畅、肝血瘀阻、心血失养，临床善用活血化瘀、滋肾养心之药；张灿玾治疗冲任脉虚、气血不足之不寐采用活血调营、舍神安心法，治阴虚火旺之不寐用育阴清热法；周仲瑛通过从肝论治抓住患者失眠的本质，灵活运用清肝、疏肝、柔肝、养肝、镇肝、平肝等调肝方法，同时注意调养心脾肾；路志正认为，失眠一证，分外感和内伤，但总属营卫运行失常，阳不入阴所致，按升降理论，亦为阴阳升降乖异，脏腑主要涉及心、肾、肝、胆、脾、胃等，其治疗此证，外感者多从所犯之邪入手，内伤者多从脾胃入手，兼调心肾肝胆，脾胃升降恢复，上下气机交通，则诸症自愈；颜正华临床以养心、平肝、交通心肾为主要治疗原则，辨证严谨，用药平和，多以养心安神和重镇安神之品配合使用；颜德馨在治疗失眠时，以"衡法"调和气血，善于调理气和血的平衡，谨守气血以流通为贵的特点，遵循"木郁达之，火郁发之，泻其有余，补其不足"的原则。

邓铁涛：温胆汤加减

【组成】竹茹 10g，法半夏 10g，胆南星 10g，素馨花 10g，枳壳 6g，橘红 6g，甘草 6g，茯苓 15g，白术 15g。

【功效】理气化痰解郁。

【主治】痰湿阻滞、肝气郁结之不寐。

【用法】每日 1 剂，水煎，分 2 次服。

【经验】邓老治疗本病常以温胆汤变通化裁，加益气运脾之品以绝痰源；结合南方气候特点，枳壳、橘红因温燥而减量使用。失眠多兼情志抑郁，可于夜间加服炙甘草 10g、麦芽 30g、大枣 5 枚。根据辨证，或加生牡蛎等重镇之剂，或合养血之方，或佐甘缓之品。

〔徐云生 . 邓铁涛教授治疗失眠的经验〔J〕. 新中医，2000，32（6）：5-6〕

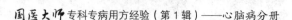

邓铁涛：浴足方

【组成】川芎 12g，桃仁 12g，艾叶 10g，赤芍 10g，续断 15g，防风 10g，羌活 10g，丹参 18g，红花 6g，生葱 4 条，米酒 20g，米醋 20g。

【功效】祛风除湿，活血化瘀。

【主治】虚实夹杂之老年人长期失眠。

【用法】煎水浴足，每晚 1 次。

【经验】此方应配合中药内服方使用。老年患者多为久病之人，或长期失眠久治不愈，邓老多采用中药内服配合中药外洗的方法。治疗失眠，活血化瘀乃是重要一环。邓老在临床上喜用活血法，方中川芎、桃仁、丹参、赤芍、红花等活血消瘀，防风、羌活、生葱祛风通经，更加酒、醋加强中药活血通络之力，并促进透皮吸收。〔徐云生.邓铁涛教授治疗失眠的经验［J］.新中医，2000，32（6）：5-6〕

邓铁涛：归脾汤加减

【组成】黄芪 15g，党参 24g，酸枣仁 24g，茯苓 12g，当归 12g，白术 18g，肉苁蓉 18g，广木香 6g，炙甘草 6g，远志 3g，大枣 4 枚。

【功效】补益心脾，益气养血。

【主治】心脾两虚之不寐。症见平素性情忧郁，或久患失眠，寐而易醒，伴多梦，心悸气短，面色萎黄，精神疲惫，纳差，舌淡、苔白，脉细弱。

【用法】每日 1 剂，水煎，分 2 次服。

【经验】久患失眠者辨证属心脾血虚，亦不少见，邓老喜用归脾汤加减治疗，多合用甘麦大枣汤养心安神，补中缓急。〔徐云生. 邓铁涛教授治疗失眠的经验［J］. 新中医，2000，32（6）：5-6〕

邓铁涛：甘麦大枣汤加减

【组成】浮小麦15g，甘草3g，熟酸枣仁24g，云苓12.5g，法半夏9g，橘红4.5g，竹茹9g，代赭石30g（先煎）。

【功效】益养心脾，平肝潜阳。

【主治】肝阳上亢、痰湿中阻之不寐。

【用法】1剂药煎2次，服2天。

【经验】本方用浮小麦、甘草加熟酸枣仁以养心脾而治失眠；兼有痰，则加云苓、法半夏、橘红、竹茹以祛痰；代赭石平肝。高血压者不宜重用甘草，以熟酸枣仁养心助眠。〔邓铁涛.中国百年百名中医临床家丛书·邓铁涛［M］.北京：中国中医药出版社，2011，206〕

朱良春：半夏枯草煎

【组成】姜旱半夏 12g，夏枯草 12g，薏苡仁（代秫米）60g，珍珠母 30g。

【功效】调和阴阳。

【主治】慢性肝病等所致阴阳失调、气机逆乱的顽固性失眠。

【用法】每日 1 剂，水煎，分 2 次服。

【经验】朱老认为，该类失眠多因久病或误治，导致肝血肝阴两虚，或肝胃不和，或土壅木郁、胃失和降等因，导致心失所养，气机逆乱，肝阳偏亢，上扰神明，故而发病。方中夏枯草质轻性浮，有养阴疏肝、散结解郁之功，对慢性肝病正虚邪恋，羁久伤阴，以致肝血内涸，肝功能长期异常屡能获效。拟半夏、夏枯草为对，既宗《黄帝内经》"降其气，即所以敛其阳"之理，又取二药和阳养阴，均治不寐之功；入薏苡仁助半夏和胃除痰，胃和则心神安；珍珠母平肝，潜阳定惊，且有滋肝阴、清肝火之功。随证化裁，治疗顽固失眠疗效满意，尤对慢性肝病久治不愈或误治或久服西药导致的长期失眠患者疗效颇佳。杂病中凡因胃失和降，气机逆乱，阴阳失调导致失眠者，用此方化裁亦均能取效。

肝血不足，加当归、白芍、丹参；心阴不足，加柏子仁、麦冬、琥珀末；心气虚，加大剂量党参；有痰热之象，加黄连；脾肾阳衰见健忘头晕，肢倦纳差，或兼阳痿，加大蜈蚣 2 条、鸡血藤 45g，颇能提高疗效。若手足汗或彻夜不寐者，配合脚踏豆按摩法如下：赤小豆 1.5kg，淮小麦 1kg，每晚睡前共放铁锅中文火炒热，倒入面盆中，嘱患者赤脚坐着，左右轮番踩踏豆、麦，每次30分钟。此药材可反复使用多日，不必易换。〔邱志济，朱建平.朱良春治疗顽固失眠的用药经验和特色——著名老中医学家朱良春临床经验系列之十六〔J〕.辽宁中医杂志，2001，28（4）:205-206；吴大真，刘学春，徐述，等.现代名中医精神神经疾病治疗绝技〔M〕.北京：科学技术文献出版社，2003，142〕

朱良春：甘麦芪仙磁石汤

【组成】甘草 6g，淮小麦 30g，炙黄芪 20g，淫羊藿 12g，五味子 6g，灵磁石 15g，枸杞子 12g，丹参 12g，远志 6g，茯神 15g。

【功效】温阳镇潜，引火归原。

【主治】顽固性失眠虚多实少者，脾肾两虚或心脾两虚之失眠。

【用法】每日 1 剂，水煎，分 2 次服。

【经验】方中甘草、淮小麦治脏躁不寐。炙黄芪温补脾胃、气血，亦补心脾，尤对气虚型血压变化有双向调节作用。朱老善用淫羊藿补肾壮阳，祛风除湿，尤其用作递减西药激素之主药，尝谓淫羊藿温而不燥，为燮理阴阳之妙品。淫羊藿伍黄芪足以顾及"温阳兴奋"调和阴阳，缓补、温补心脾，强壮肾阳。方中丹参、远志、茯神、枸杞子安神定志，交通心肾，宁心安神，健脾滋肾，意取平缓，既无桂枝、附子之刚燥，又无知母、黄柏之苦滞，以调和阴阳为主，达到养心安神之目的。灵磁石辛咸平，镇惊安神，辛能散能润，咸为水化，能润下软坚，治足少阳、足少阴虚火上攻不眠，且咸以入肾，其性镇坠而下降，则使浮火归原，心神自安。配合诸药，相得益彰，失眠自愈。彻夜不眠加蝉蜕 5g。考蝉蜕早在《神农本草经》中就记载用治小儿惊痫夜啼，屡获奇效。〔邱志济，朱建平．朱良春治疗顽固失眠的用药经验和特色——著名老中医学家朱良春临床经验系列之十六［J］．辽宁中医杂志，2001（4）：205-206〕

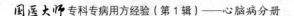

朱良春：温胆汤加减

【**组成**】竹茹10g，法半夏10g，胆南星10g，大枣10g，枳壳6g，橘红6g，甘草6g，茯苓15g。

【**功效**】理气化痰解郁。

【**主治**】痰湿阻滞，兼肝气郁结之失眠。症见郁郁不舒，虚烦惊悸，口苦呕涎，或触事易惊，梦寐不详，或短气悸乏，自汗肢肿，饮食无味，心虚烦闷，坐卧不安。

【**用法**】每日1剂，水煎，分2次服。复渣再煎晚上服。

【**经验**】湿热内蕴或郁怒所致不寐，宜以温胆汤加减治之。湿热所致者，予温胆汤加龙胆草；郁怒致病者，拟温胆汤加龙骨、生牡蛎。《外台秘要》所载温胆汤无茯苓而重用生姜，言"治大病后，虚烦不得寐，此胆寒故也"。《备急千金要方》载本方，用药相同，惟枳壳用量加倍。《三因极一病证方论》依据《备急千金要方》，又加茯苓、大枣。此后方书均沿用此方，朱老所用之"温胆汤"亦是此方。全方有燥湿化痰、清热除烦、和胃达胆之功。〔邱志济，朱建平.朱良春治疗顽固失眠的用药经验和特色——著名老中医学家朱良春临床经验系列之十六〔J〕.辽宁中医杂志，2001（4）：205-206〕

朱良春：培补肾阳汤

【组成】淫羊藿 15g，仙茅 10g，怀山药 15g，枸杞子 10g，紫河车 6g，甘草 5g，生地黄 12g，熟地黄 12g，肥玉竹 12g，煅海螵蛸 18g，茜草炭 6g。

【功效】阴阳并补。

【主治】阴阳俱虚之不寐。

【用法】每日 1 剂，水煎，分 2 次服。

【经验】不寐日久，若又有性情沉郁或急躁，女性月经量多，以致阴阳俱虚之候，师景岳之左归、右归意，以期育阴以涵阳，扶阳以配阴，得其平则佳。〔朱良春 . 国医大师朱良春〔M〕. 北京：中国医药科技出版社，2011，183-184〕

朱良春：酸枣仁汤加减

【组成】太子参 16g，合欢皮 16g，柏子仁 16g，酸枣仁 16g，夜交藤 20g，秫米 20g，知母 12g，川芎 6g，甘草 6g。

【功效】除烦降火，疏郁安神。

【主治】心气不和、虚热内扰之不寐。

【用法】每日1剂，水煎，分2次服。

【经验】酸枣仁甘酸而平，甘平养血宁心，酸平敛阴柔肝；知母苦寒，清热润燥除烦；川芎辛散入肝，既理气解郁，又配酸枣仁酸收辛散以调肝理血安神；夜交藤味甘性平，养心安神，与酸枣仁相配滋心阴，宁心神；秫米味甘，性微寒，能益脾和胃、安神；柏子仁性平味甘，养心安神、润肠通便；太子参甘平微苦，有补气养胃之功，合欢皮甘平，有安神活血之力，两药同用，功擅调畅心脉，益气和阴，有益气养阴不窒气机、解郁和血不伤气阴之妙；甘草甘平，缓急和中，调和诸药。诸药配伍，共奏除烦降火、疏郁安神之效。〔杨建宇，毛常峰，李剑颖，等.国医大师治疗失眠经典医案［M］.郑州：中原农民出版社，2013，5-7〕

朱良春：半夏汤加减

【组成】法半夏 12g，夏枯草 12g，柏子仁 12g，丹参 12g，珍珠母 30g（先煎），琥珀末 2.5g（吞服），川百合 20g。

【功效】清肝宁神，交通阴阳。

【主治】厥阴郁热、肝阴受戕之不寐。

【用法】每日 1 剂，水煎，分 2 次服。

【经验】朱老运用半夏治不寐，是受到《灵枢·邪客》用半夏汤治"目不瞑"的启示：凡胃中有邪，阳跷脉盛，卫气行于阳而不交于阴者，此汤诚有佳效，是其有交通阴阳之功的明验。后世医家演绎经旨，治不寐用半夏汤化裁，因而奏效者不知凡几。如《医学秘旨》载一不寐患者，心肾兼补之药遍尝无效，后诊其为"阴阳违和，二气不交"，以半夏、夏枯草各 10g 浓煎服之，即得安睡。盖半夏得阴而生，夏枯草得阳而长，是阴阳配合之妙也。夏枯草既能补养厥阴血脉，又能清泻郁火，则《医学秘旨》认为此方之适应证，当是郁火内扰、阳不交阴之候也。朱老盛赞此方配伍之佳，并谓加珍珠母 30g 入肝安魂，则立意更为周匝，并可引用之治疗多种肝病所致之顽固失眠。〔杨建宇，毛常峰，李剑颖，等．国医大师治疗失眠经典医案［M］．郑州：中原农民出版社，2013，5-7〕

朱良春：经验方1

【组成】细生地黄 15g，桑椹 15g，玄参 10g，知母 10g，川黄连 5g，白芍 12g，茯神 12g，酸枣仁 12g，麦冬 12g，生甘草 3g，夜交藤 30g。

【功效】养阴益肝，清心安神。

【主治】肝郁化火、血不荣心之不寐。

【用法】每日 1 剂，水煎，分 2 次服。

【经验】方用细生地黄、桑椹、玄参、麦冬益肝肾之阴，以川黄连、知母清心火；在诸多安神药中，以夜交藤的催眠作用尤佳，且阳入阴则寐，夜交藤入心肝二经血分，功善引阳入阴，故用于血虚所致的失眠，最为适宜，朱老一般用 30g，重症失眠则用至 60g。

〔刘俊. 当代中医大家临床用药经验实录〔M〕. 沈阳：辽宁科学技术出版社，2013，79-80〕

朱良春：经验方 2

【组成】甘松 6 ~ 12g（后下），广郁金 12g，丹参 12g，合欢皮 15g，十大功劳叶 15g，淮小麦 30g，夜交藤 30g，大枣 5 枚，甘草 5g。

【功效】疏肝解郁。

【主治】肝郁气滞、气机失畅之失眠。

【用法】每日 1 剂，水煎，分 2 次服。

【经验】甘松的用量，一般为 6 ~ 12g（汤剂），又以其含芳香性挥发油，故入汤剂不宜久煎，后下效佳。甘松的作用有解郁安神，此则人所鲜知者。朱老对胸襟怫逆，肝失条达，自觉腹内有气冲逆，胸闷如窒，或妇女经期乳胀，喜太息，无端悲伤流泪者，常用甘松，视其虚实，或与疏肝理气药配合，或与养心安神药配合，每收佳效。

〔杨建宇，毛常峰，李剑颖，等 . 国医大师治疗失眠经典医案 ［M］. 郑州：中原农民出版社，2013，5-7〕

李济仁：经验方

【组成】生牡蛎 30g，细生地黄 30g，白芍 15g，黑玄参 20g，杭麦冬 15g，莲子心 12g，酸枣仁 15g，生竹茹 15g，合欢花 15g，合欢皮 15g，夜交藤 20g，灯心草 3g。

【功效】镇肝纳肾，阴阳并调。

【主治】肾虚肝旺之不寐。

【用法】每日 1 剂，水煎，于午后、睡前各服 1 次。

【经验】谋虑过度，必损肝本，治以滋阴养肝，以除虚火产生之源，清火宁心安神以抑虚火妄动之标。方中细生地黄、白芍、黑玄参、杭麦冬等滋阴养肝，清虚火；夜交藤、酸枣仁、合欢花、合欢皮益肝宁心，解郁安神；莲子心、生竹茹、灯心草既能清心除烦，又可引热下行。由于人体阴阳昼夜消长变化规律，凡病本在阴者，每于午后、夜晚加重，故嘱于其时服药，以便药效及时发挥。〔李艳.国医大师李济仁［M］.北京：中国医药科技出版社，2011，99〕

何 任: 复脉汤化裁

【组成】豨莶草 30g，麻仁 9g，辰茯神 12g，焦栀子 12g，当归 9g，秦艽 9g，炙甘草 6g，炙远志 4.5g，天冬 9g，麦冬 9g，夜交藤 12g，白术 9g。

【功效】祛风安神。

【主治】风湿痹阻、气血不畅之失眠。

【用法】每日 1 剂，水煎，分 2 次服。

【经验】此方为复脉汤变法。《黄帝内经》云："伏其所主，而先其所因。"审证求因，不寐乃因风湿痹阻、气血不畅所致，故去滋腻壅湿助热之辈，易以大剂豨莶草、秦艽、焦栀子，祛风湿热为主，兼以安神润津。〔石宝阁，孙西庆.名老中医不寐验案选读［J］.中医临床研究，2014，6（20）：57-58〕

何 任：温胆汤加减

【组成】茯苓12g，法半夏9g，陈皮4.5g，枳实6g，夏枯草12g，淡竹茹12g，地龙6g，茺蔚子12g，代赭石9g，桑叶9g，灵磁石30g。

【功效】化痰宁神，平肝潜阳。

【主治】痰浊扰神、肝阳上亢之失眠。

【用法】每日1剂，水煎，分2次服。

【经验】王孟英治病着重于斡旋枢机，治痰重在清涤，盖"欲清气道之邪，必先去其所依附之痰"。《黄帝内经》云："大怒则形气绝，而血菀于上，使人薄厥。"张锡纯治肝阳上亢之镇肝息风汤重用代赭石、牛膝，倡引血下行法，即是对此经旨之发挥。肝阳上亢之失眠，多伴烦恚易怒，脉弦数有力，均为肝气过升、阳夹内风大冒之象。方用温胆汤佐以清肝平肝、重镇潜降之剂，以清气道，降气逆。〔石宝阁，孙西庆.名老中医不寐验案选读〔J〕.中医临床研究，2014，6（20）：57-58〕

何　任：半夏秫米汤化裁

【组成】炙甘草 9g，淮小麦 30g，苍术 4.5g，炒枳实 9g，薏苡仁 12g，山栀 9g，姜竹茹 9g，姜半夏 6g，陈皮 4.5g，沉香曲 12g，瓜蒌仁 12g（杵），红枣 4 枚。

【功效】和脾化湿。

【主治】湿浊壅滞之失眠。

【用法】每日 1 剂，水煎，分 2 次服。

【经验】何老认为，湿浊壅滞，清阳不肯转旋，通阳走泄法为其正治。阅古人治湿必以分消，和脾疏气必以复清浊升降为要。如是，胃得和则卧得安矣。此治为不寐治疗开辟途径，方意脱胎于《黄帝内经》"半夏秫米汤"而有所发展。〔石宝阁，孙西庆．名老中医不寐验案选读［J］．中医临床研究，2014，6（20）：57-58〕

何　任：血府逐瘀汤

【组成】当归9g，炒赤芍9g，川芎4.5g，干地黄12g，桃仁6g，红花4.5g，柴胡4.5g，枳实6g，炙甘草6g，桔梗3g，牛膝9g。

【功效】辛润通络。

【主治】久病入络之失眠。

【用法】每日1剂，水煎，分2次服。

【经验】此方为久病通络法。叶天士有云"初病气结在经，久病血伤入络"，并创"辛润通络法"。王旭高遥承叶氏之说，"治肝卅法"中亦有曰："如疏肝不应，营气痹窒，络脉瘀阻，兼通血络。"是乃旭高疏肝通络法。病久已入血络，故以逐瘀汤即效。再论血府逐瘀汤，是方以四逆散调气，桃红四物汤调血，气血并调，并有桔梗、牛膝二味，一上一下，加减用之，故能治一身上下诸病，非独胸中血府也。何老指出，清任以此方治失眠，有"失眠用安神养血药治之不效者，此方如神"之谈，临证验之，绝非诳语。此方之妙，非一言尽之，颇可玩味。〔石宝阁，孙西庆.名老中医不寐验案选读〔J〕.中医临床研究，2014，6（20）：57-58〕

何 任：血府逐瘀汤加减

【组成】桃仁 15g，红花 9g，赤芍 12g，当归 15g，生地黄 15g，川芎 12g，川牛膝 12g，柴胡 10g，枳壳 15g，夜交藤 30g，丹参 20g，姜半夏 9g，生甘草 6g，佛手片 9g。

【功效】祛痰安神。

【主治】瘀血痰凝，久病之不寐。

【用法】每日 1 剂，水煎，分 2 次服。

【经验】何老认为此方有以下特点：一是治病求本。久病化瘀，病邪久寄，诸药罔效，说明病邪已"久病入络"。审证求因，据久病多瘀，复观其舌质偏暗，当属血瘀作祟无疑，当此之时，若用一般养血安神之品，只能是隔靴搔痒，杯水车薪。故何老针对血瘀之因，确立活血化瘀之法，方选清代王清任的血府逐瘀汤以活血逐瘀。二是瘀多夹痰，痰瘀同治。瘀血阻络，脉络不畅，气机瘀滞，则水湿不化，聚湿为痰。痰瘀胶结，则病邪缠绵，胶着难辨；又舌苔薄腻，乃痰浊内蕴之征象。故何老在方中配以姜半夏以祛痰化浊。三是久病必虚，活中有养。忧愁思虑则伤心，意外过思则伤脾。久病失眠，心脾必虚。脾虚则气血生化无源，导致气虚，气虚帅血无力则血瘀，血虚无以灌心则阴亏。阴血亏损，心神失常，心神不宁故不寐。故辨证不仅痰瘀互结，且虚瘀夹杂。故何老在方中用丹参、夜交藤，且用量独重，夜交藤用 30g，丹参用 20g。意在活中有养，攻中有补，祛邪而不伤正。尤其丹参一味，为补血活血之上品，故有"一味丹参饮，功同四物汤"之美誉。四是审因用药，奇中取胜。针对失眠沉疴重症，何老并没有在方中用大队重镇安神或宁心安神之品如朱砂、磁石、柏子仁、酸枣仁、茯神、远志，而是针对痰瘀互结，针对病因直攻其邪，为防祛邪伤正，则辅活中有养。〔高尚社.国医大师何任教授辨治失眠验案赏析［J］.中国中医药现代远程教育，2011，9（2）：15-16〕

何 任：复脉汤加减

【组成】川朴 9g，炙甘草 9g，火麻仁 6g，党参 15g，桂枝 9g，干姜 6g，阿胶 12g，干地黄 18g，淮小麦 30g，百合 15g，红枣 12g，焦神曲 12g。

【功效】复脉宁心。

【主治】脉络痹阻、心失涵养之失眠。

【用法】每日 1 剂，水煎，分 2 次服。

【经验】心悸而致失眠的发病与心血不足、心阳衰微密切相关，治疗必须两相兼顾。何老主张以仲景之复脉汤为基本方，其中干地黄、阿胶、火麻仁等养心血、营心阴；党参、桂枝、干姜等扶心阳、益心气。两相并进，共奏复阳滋阴苏神之功，俾气充营和，心悸失眠等症可除。佐以甘麦大枣汤等以增强养心安神除烦之力，加川朴调理气机。〔郑虹，赵雄龙.何任诊治不寐的经验［J］.浙江中医学院学报，1995，19（1）：31-32〕

何　任：杞菊地黄汤加减

【组成】夏枯草 18g，干地黄 15g，山药 12g，山茱萸 9g，泽泻 9g，牡丹皮 9g，茯苓 15g，灵磁石 30g，枸杞子 15g，白菊 9g，砂仁 3g。

【功效】益肾潜阳。

【主治】心肾阴亏、肝阳上亢之不寐。

【用法】每日 1 剂，水煎，分 2 次服。

【经验】心血、肾水亏虚，坎离不济，真阴不升，而心火上炎；水不涵木，则肝阳上亢，以致阴不维阳，阳不固阴，神不守舍，难于成寐，此即《金匮要略》所谓"虚烦不得眠"。高血压，眩晕头痛，烦恚易怒，脉弦细而数，均属阴虚阳亢之象。何老主张壮水之主，以镇阳光，盖水壮则火熄，心静肝平则神藏寐安。采用杞菊地黄丸，旨在撤离火而滋坎水，补阴敛阴以和阳，佐以平抑肝阳之夏枯草、灵磁石，共奏热清阴复而心神自安之效，诸症悉平。〔郑虹，赵雄龙．何任诊治不寐的经验〔J〕．浙江中医学院学报，1995，19（1）：31-32〕

何 任：经验方 1

【组成】鸡内金 9g，焦神曲 12g，川朴 12g，白芍 15g，生甘草 6g，夜交藤 9g，百合 12g，合欢皮 10g，白蔻仁 3g，炒谷芽 30g，佛手花 9g。

【功效】行气和胃，健脾化湿。

【主治】湿滞中宫、胃失和畅之不寐。

【用法】每日 1 剂，水煎，分 2 次服。

【经验】该类不寐，乃胃中之乖戾，壅遏中宫，脾胃失健，故伴见胸宇痞闷、胃纳不振。何老根据《黄帝内经》"胃不和则卧不安"这一旨意，采用鸡内金、焦神曲、川朴、炒谷芽以健脾化积调中；白蔻仁、佛手花以理气降逆和胃，俾逆降寐安；合欢皮、夜交藤、百合以疏郁安神，交通心胃之阴阳，此即《脾胃论》"安养心神，调治脾胃"之意也；白芍、生甘草以缓其中，顺其气，则清阳自生，浊阴自降，证药相投，其病乃愈。〔郑虹，赵雄龙 . 何任诊治不寐的经验［J］. 浙江中医学院学报，1995，19（1）：31-32〕

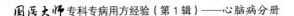

何 任：经验方 2

【组成】焦酸枣仁 12g，夜交藤 15g，百合 15g，丹参 9g，淮小麦 30g，当归 9g，干地黄 19g，炙甘草 9g，红枣 18g，琥珀粉 3g。

【功效】镇惊安神定志。

【主治】心虚胆怯、魄不系宅之不寐。

【用法】每日 1 剂，水煎，分 2 次服。

【经验】张戴人曰："胆者，敢也，惊怕则胆伤矣，盖肝胆实则怒而勇敢，肝胆虚则善恐而不敢也。"何老以甘麦大枣汤安养心神，柔肝缓急，此所谓"肝苦急，急食甘以缓之"（《素问·藏气法时论》）。此三味纯甘之品，加入琥珀，以物之灵行人之灵，诚为善治之法。〔郑虹，赵雄龙.何任诊治不寐的经验 [J].浙江中医学院学报，1995，19（1）：31-32〕

张 琪：血府逐瘀汤加减

【组成】当归 9g，生地黄 9g，桃仁 12g，红花 9g，枳壳 6g，赤芍 6g，柴胡 3g，甘草 6g，桔梗 4.5g，川芎 4.5g，牛膝 9g，郁金 15g，香附 15g。

【功效】疏肝活血，调畅气机。

【主治】肝血瘀阻之不寐。

【用法】每日 1 剂，水煎，分 2 次服。

【经验】《医林改错》谓："夜不能睡，用安神养血药治之不效者，此方若神。"张老认为，人的思维活动需肝气的调节升发，肝血之输送供给，故血府逐瘀汤所治之不寐，其病机关键在于肝失条畅，肝血瘀阻，心血失养。辨证应用时要注意，有些患者血瘀之证可较明显，而有些患者则可无明显的血瘀证可辨，仅仅根据病程较久、多种方法治疗不效等即可考虑为血瘀所致，用此方效如桴鼓。〔张佩青，迟继铭，王荣欣.张琪研究员运用血府逐瘀汤的经验［J］.黑龙江中医药，1988（2）：4-5〕

张　琪：柏子养心丸合珍珠母丸加减

【组成】柏子仁 20g，熟地黄 20g，龙骨 30g，夜交藤 30g，甘草 15g，枸杞子 20g，珍珠母 30g，酸枣仁 30g，五味子 15g，当归 20g，生地黄 20g，山茱萸 20g，川芎 15g，茯神 20g，太子参 20g，女贞子 20g，远志 15g。

【功效】滋肾养心。

【主治】肾阴不足之不寐。

【用法】每日 1 剂，水煎，分 2 次服。

【经验】肾主水，肾水不能上济于心，心火上炎，心火不能下降于肾，心肾不能交通，故而心烦不寐。张老认为，病程日久，阴损及阳，气血津液均亏乏，而乏力；肾阴不足，阴血不能上荣头面，而耳鸣；阴虚、津液灼烁而口干咽燥，腰为肾之府，肾失所养则腰酸；阴亏于内，阴不制阳，虚阳外浮，则五心烦热、舌质红苔黄、脉弦数。本方以《体仁汇编》柏子养心丸合《普济本事方》珍珠母丸加减治之。方中柏子仁、酸枣仁、远志、茯神安神定志，以宁心入寐；熟地黄、山茱萸、枸杞子、女贞子滋补肝肾之阴，以滋肾水；太子参、当归、川芎、夜交藤活血、益气生血，以养心血，是治疗阴血不足之本，通过滋肾水、养心血以交通心肾，治心烦不寐、耳鸣等症；以龙骨、珍珠母镇静安神潜阳；五味子酸温，生津滋肾、宁心安神，治疗心烦、口干、不寐。〔张佩青. 国医大师张琪［M］. 北京：中国医药科技出版社，2011，208-210〕

张灿玾：四物汤加减

【组成】当归 9g，生地黄 9g，赤芍 6g，川芎 6g，桃仁 6g，红花 9g，柴胡 6g，枳壳 6g，桔梗 6g，牛膝 9g，甘草 3g。

【功效】活血调营，舍神安心。

【主治】冲任脉虚、气血不足之不寐。

【用法】每日 1 剂，水煎，分 2 次服。

【经验】本方原系活血化瘀之方，而患者又是虚赢之体，何以用此方而奏效，张老之祖父常云"虚中有瘀"，正合此意。且本方原以四物汤为基础，补血为主，其他药亦在于活血，而非逐疾峻剂，故可令经水得通，沃浊得去，而生机复活。〔张灿玾．国医大师张灿玾〔M〕．北京：中国医药科技出版社，2011，183-184〕

张灿玾：黄连阿胶汤加减

【组成】生地黄 15g，知母 10g，黄连 6g，黄芩 6g，白芍 10g，阿胶 10g（烊化），炒酸枣仁 5g，合欢花 10g，莲子心 3g，竹茹 10g。

【功效】育阴清热，滋阴降火。

【主治】阴虚火旺之不寐。

【用法】每日 1 剂，水煎，分 2 次服。

【经验】本证主要表现为失眠、口干、心烦、便少等，乃心与小肠之火旺，耗损气津所致。本方根据病情，取仲景《伤寒论》黄连阿胶汤加减用之，特加生地黄、知母等，以助白芍养阴生津之力；又加莲子心、竹茹等，助黄芩、黄连泄热除烦之用；再加炒酸枣仁、合欢花以安神。加药虽多，仍不失黄连阿胶汤之本义。〔张灿玾. 张灿玾医论医案纂要［M］. 北京：科学出版社，2009，278〕

周仲瑛：酸枣仁汤合百合地黄汤加减

【组成】熟酸枣仁 30g，知母 10g，川芎 10g，丹参 15g，黄连 5g，肉桂 2g（后下），炒延胡索 15g，法半夏 10g，夏枯草 10g，珍珠母 30g（先煎），夜交藤 25g，大麦冬 10g，五味子 5g，川百合 12g，大生地黄 12g。

【功效】滋肾养肝，补益心脾。

【主治】心肾不交之不寐。

【用法】每日 1 剂，水煎，分 2 次服。

【经验】此方为酸枣仁汤合百合地黄汤加减。如见烦躁、面赤、尿黄、舌尖红之心火亢盛者，加黄连、莲子心以清心泻火；便秘者，加全瓜蒌、枳实理气通腑；头痛者，加苦丁茶清肝泻火；兼脾虚便溏者，加党参、焦白术、茯苓、炙甘草、怀山药益气健脾；肾督亏损、腰腿痛者，酌配熟地黄、淫羊藿、川续断、金毛狗脊、千年健、桑寄生益肾强筋骨；阴虚阳亢见头眩、面色潮红、目糊者，予炙鳖甲、牡蛎、石斛育阴潜阳，咸寒养阴，滋阴降火；耳鸣如蝉者，加灵磁石、五味子、路路通；痰瘀阻络、肢麻者，加木瓜、鸡血藤、炒僵蚕、炮山甲化痰祛瘀通络；手足心热者，可加十大功劳叶、地骨皮滋阴清热；口舌生疮者，加白残花。〔刘海燕，朱佳 . 周仲瑛治疗老年人失眠经验［J］. 辽宁中医杂志，2008，35（8）：1132-1133〕

周仲瑛：柴胡疏肝散加减

【组成】醋柴胡5g，赤芍10g，黑山栀10g，牡丹皮10g，炒枳实15g，制香附10g，当归10g，川芎10g，炙甘草3g，熟酸枣仁25g，丹参15g，夏枯草10g，川百合15g，知母10g，合欢皮15g，黄连3g，全瓜蒌15g。

【功效】疏肝解郁，交通心肾。

【主治】肝郁伤神、心肾不交之失眠。

【用法】每日1剂，水煎，分2次服。

【经验】方中醋柴胡、制香附、合欢皮、川芎疏肝解郁、理气健脾，经曰"肝以散为补"，以柴胡之散疏肝解郁而补肝之用，以赤芍之敛养阴活血而柔肝之体，二者同用则功在疏肝活血，此外柴胡醋制可引药入肝，增强全方解郁散邪之效。炒枳实理气解郁、破结泄热，与柴胡为伍，"一升一降"，升降相宜、和调气机，故能增益全方疏理气机之功，共成升清降浊之效；当归、赤芍、川芎三味，既能养血柔肝，又可开郁行血，兼能通便。熟酸枣仁、合欢皮养心安神、疏肝解郁，知母清金润燥，川百合润肺宁心，二药相伍"一清一润"，加强清热安神、滋阴增液之效。丹参配川芎活血行气，其中丹参一味，郑奠一曰："养神定志，通利血脉，实有神验。"且丹参、牡丹皮合用，凉血活血、祛瘀生新、清透邪热之力大增。熟酸枣仁以补为主，黑山栀以泻为要，二药相合一补一泻，可养血清心、凉肝泄热、除烦。黄连清心泄热除烦，主降，夏枯草得至阳而长，主升，二药一升一降，交通心肾。出现夹瘀证候可加入泽兰、泽泻、凌霄花、鬼箭羽；血虚肝郁夹瘀、腑气不通可加全瓜蒌、桃仁、柏子仁、决明子等。〔陈婕，卓家晖，叶恬吟，等.周仲瑛从肝论治失眠验案二则［J］.江苏中医药，2010，42（8）：46-47〕

周仲瑛：黄连温胆汤合酸枣仁汤加减

【组成】黄连 5g，法半夏 10g，茯神 10g，炒枳壳 10g，橘皮 6g，竹茹 6g，丹参 15g，酸枣仁 25g，川百合 12g，知母 10g，川芎 10g，夜交藤 25g，佩兰 10g，炒谷芽、炒麦芽各 10g，炒延胡索 12g，炒神曲 10g。

【功效】养血安神，清胆和胃。

【主治】胆胃不和、心肾不交之失眠。

【用法】每日 1 剂，水煎，分 2 次服。

【经验】本病病机以肝血不足、阳无以入阴为根本。然阴虚则阳病，故其亦可见阳盛之证如心烦不寐、口苦咽干、胃痛嗳气、食纳无味、舌苔薄黄，均为湿热中阻、脾胃失运、土虚木乘之象。综观此证，患者以肝血不足为本，湿热中阻、胆胃不和为标，虚中夹实，虚实交错，治当以养血安神以固其本，清胆和胃以解其标。方以黄连温胆汤、酸枣仁汤、百合知母汤等方复合化裁，分治标本。一取酸枣仁汤之意治其本虚，用酸枣仁、知母、川芎配以夜交藤、川百合、丹参共奏养血安神、清热除烦之功；二取黄连温胆汤之意治其标实，用法半夏、茯神、炒枳壳、橘皮、竹茹配以炒谷芽、炒麦芽、炒神曲既可理气化痰，又可清胆和胃；三则佐以佩兰化湿和中；宗"久病络瘀"的观点，又以丹参、炒延胡索行气活血，气血通畅、六脉调匀则阴阳自可交合。证治相符，顽疾可瘳。阴血亏虚者可加入枸杞子、制何首乌、鸡血藤等。周老通过从肝论治抓住患者失眠的本质，有效动用清肝、疏肝、柔肝、养肝、镇肝、平肝等调肝方法，旨在因势利导，而使病愈。该方以黄连温胆汤清胆和胃，辨治过程中勿忘痰瘀之间可互生互化，夺病之先机，伍理气化痰之品，是为"凡治血者必调气"。〔陈婕，卓家晖，叶恬吟，等．周仲瑛从肝论治失眠验案二则［J］．江苏中医药，2010，42（8）：46-47〕

周仲瑛：大补阴丸加减

【组成】生地黄12g，炙龟甲（先煎）、黄柏各10g，知母9g，黄连5g，白芍10g，阿胶10g（冲服），熟酸枣仁30g（打），黑山栀10g，炒延胡索15g，法半夏10g，丹参12g，麦冬、莲子心各10g，珍珠母30g（先煎）。

【功效】滋肾阴，泻相火。

【主治】君相火旺、阴不涵阳之失眠。

【用法】每日1剂，水煎，分2次服。

【经验】顽固性失眠，病久及肾，阴亏津少，水不济火，心阳独亢，心扰神明。正如《景岳全书·不寐》所云："真阴精血不足，阴阳不交，而神有不安其室耳。"查及病历，多以清肝、安神之治，难以奏效。周老从足心热、尿黄、腰痛、口干等症结合病史，断其为君相火旺，阴不涵阳。治选大补阴丸为主方，以炙龟甲、白芍育阴潜阳；知母、黄柏、生地黄滋阴泻火；阿胶、丹参、熟酸枣仁养血安神；炒延胡索、黑山栀清泻心肝之火；莲子心、珍珠母镇心安神。明代朱丹溪谓"阴常不足，阳常有余"，故立大补阴丸以滋肾阴，泻相火。本方原用于治水亏火炎之劳瘵、咯血、吐血证。周老辨证施治，使用大补阴丸并不拘泥于原方原证，只要辨证正确，加减得当，多获良效。故临床辨证尤为关键，此为一切治疗之基础。〔叶丽红，吴勉华.周仲瑛用大补阴丸验案拾萃［J］.辽宁中医杂志，2003，30（4）：255〕

周仲瑛：经验方

【组成】熟酸枣仁 30g，栀子 10g，牡丹皮、丹参各 10g，知母 10g，夏枯草 10g，法半夏 10g，醋柴胡 5g，炒延胡索 15g，桃仁10g，红花 10g，川芎 10g，制香附 10g，川黄连 5g，肉桂 2g（后下），川百合 12g，生地黄 12g，合欢皮 15g，煅龙骨、煅牡蛎各 25g。

【功效】滋肾养肝，补益心脾。

【主治】肝郁化火、心肾失交之失眠。

【用法】每日 1 剂，水煎，分 2 次服。

【经验】不寐之证，因情志失调、肝失疏泄导致者，临床极为常见；疏肝解郁、健脾养血是人人皆知的常规之法，此法虽能获得一定效果，但病程一般较长，甚至经年不愈。本方治肝郁化火之证，周老从治肝着眼选方用药，熔疏肝、养肝、清肝、泻肝、平肝、敛肝、镇肝为一炉，组方全面，药繁而不杂，因此取效迅捷。〔王长松.周仲瑛治疗失眠经验［J］.山东中医杂志，2006，25（7）：487-488〕

路志正：温胆汤加减

【组成】半夏 12g，茯苓 30g，炒枳实 15g，胆南星 10g，金雀根 20g，竹节参 10g，丹参 15g，白芍 15g，素馨花 12g，焦山楂、焦麦芽、焦神曲各 12g，柏子仁 20g，炒杏仁 9g，炒薏苡仁 30g，生白术 12g，川芎 9g，黄连 10g，生龙骨、生牡蛎各 30g。

【功效】温胆和胃宁心，养血柔肝解郁。

【主治】胆经郁热、痰浊内扰之失眠。

【用法】竹沥汁 30mL 为引，水煎服，每日 1 剂。

【经验】方中半夏为君，半夏为治疗不寐之佳品，如《黄帝内经》中所载半夏秫米汤即用之作为治疗不寐之主药，入脾、胃经，能和胃气而通阴阳，又可燥湿化痰，降逆和胃。《汤液本草》载半夏可入足少阳经，且半夏生于夏至后 10 天左右，夏至一阴升，此时正是自然界阴阳二气盛衰变更的时候，生于此时的半夏，承自然之气可"从阴引阳"，且半夏主降，尚可"从阳到阴"，而收"阴阳既通，其卧立安"之效。配胆南星、竹沥汁以温胆宁心；丹参、白芍、素馨花等疏胆解郁柔肝；焦山楂、焦麦芽、焦神曲、生白术、炒枳实和胃利胆；生龙骨、生牡蛎收敛心神；黄连清心宁胆。诸药合用，不治其胆，而胆气自和，不治其心，而心神自安，所谓"不治之治"，则正谓此耳，俾经年不寐，应药而愈。〔毛宇湘.路志正治顽固性失眠经验［N］.中国中医药报，2012-10-10（004））

路志正：东垣清暑益气汤化裁

【组成】五爪龙 20g，西洋参 10g（先煎），麦冬 10g，莲肉 15g，炒苍术、炒白术各 12g，荷叶 12g，生石膏 30g（先煎），生薏苡仁、炒薏苡仁各 20g，知母 10g，石斛 12g，炒扁豆 12g，茵陈 12g，土茯苓 20g，盐黄柏 9g，半夏 10g，炒枳实 15g，生龙骨、生牡蛎各 30g（先煎）。

【功效】清暑益气，温胆宁心，佐以清化湿热。

【主治】暑伤阴分、扰动心神之失眠。

【用法】每日 1 剂，水煎，分 2 次服。

【经验】路老认为人感受四季当令之气，均可引发不寐，由于感邪性质、禀赋体质、宿疾的不同，可表现为不同的证候特点。素体元气亏乏之人，于夏暑之季，感受暑邪，暑热乘虚而入，暑与心火同气，暑气通心，心主血属营，在内暑气扰于营分，在外暑热扰于卫分，致使阳不入于阴，可发生不寐。《灵枢·大惑论》曰："卫气不得入于阴……故目不瞑矣。"暑热之气，始受于肺，继伤肺胃之气，因而心神扰动，不寐兼见神疲乏力、发热、口干欲饮、饮不解渴、舌红少津等肺胃阴伤之症，治宗东垣清暑益气合叶天士养胃阴补肺气法。平素积劳之人，阴血不足，暑久入营，夜寐不安，烦躁，宜清暑益气凉营。暑热耗气伤津，胆气不宁，不寐兼见心惊胆怯、口干口苦、神摇不定等，治以清暑益气、温胆宁神为法。暑伏之季，天之暑热炎炎，地之湿浊升腾，故暑多夹湿，暑湿弥漫，困于中焦脾胃，扰动心神，不寐兼心烦郁闷、头身沉重、不欲饮食，又当以清暑益气、化浊祛湿为法治之。〔苏凤哲，路洁，刘喜明.路志正教授治疗外感不寐临床经验［J］.世界中西医结合杂志，2009（5）：312-314〕

路志正：清燥润肺方

【组成】南沙参12g，炒麦冬10g，枇杷叶12g，桃仁、杏仁各9g，桔梗10g，西洋参10g（先煎），炒柏子仁18g，胆南星8g，夜交藤15g，旋覆花9g（包煎），僵蚕8g，炒枳实15g，茯苓20g，姜半夏10g，黄连6g，郁金10g。

【功效】清燥润肺，温胆安神。

【主治】秋燥伤肺、心神不安之失眠。

【用法】竹沥汁20mL为引，每日1剂，水煎，分2次服。

【经验】路老认为秋季之时，燥邪当令，内应于肺，燥邪所伤，肺失清润，宣降失职，痰阻气逆，心神扰动，干咳不寐，治以清燥润肺、养阴安神法。燥邪犯肺，肺阴受伤，失肃降之职，肺气不降，胆气不升，可见不寐伴心怯易惊、干咳少痰等，治以清燥润肺、温胆宁神。如素有痰湿，燥邪伤肺，肺失宣降，痰阻气机，出现不寐伴咳声重浊、咳痰黄白黏稠等，以清燥润肺、化痰止咳法治疗。〔苏凤哲，路洁，刘喜明.路志正教授治疗外感不寐临床经验［J］.世界中西医结合杂志，2009（5）：312-314〕

路志正：玉屏风散加减

【组成】生黄芪15g，炒白术12g，赤芍、白芍各12g，炒防风10g，厚朴花12g，法半夏9g，郁金10g，桃仁、杏仁各10g，生谷芽、生麦芽各20g，桔梗10g，醋香附10g，炒枳壳15g，甘草8g，浮小麦20g。

【功效】益气固表，调和营卫。

【主治】卫外不固、客邪扰心之失眠。

【用法】生姜1片、大枣2枚为引，每日1剂，水煎，分2次服。

【经验】素体虚弱，卫外不固，腠理疏松，稍遇气候变化，则易感风寒之邪，营卫失和，卫气不能由阳入阴，引发不寐。治以益气固表，调和营卫。由于"营出中焦，卫出上焦"，元·罗元益认为，营卫之虚，根在脾胃，"卫为阳，不足者益之必以辛；荣为阴，不足者补之必以甘"。故治疗当以甘辛之品。甘味补脾胃以养营，辛味发散以助卫阳。素脾胃虚弱、营卫不和者，肝易乘之，出现肝旺脾虚、营卫失调之证，治疗应疏肝健脾、调和营卫；如脾病及肾呈现脾肾两虚者，又当以调和营卫、补益脾肾为法。〔苏凤哲，路洁，刘喜明．路志正教授治疗外感不寐临床经验［J］.世界中西医结合杂志，2009（5）：312-314〕

路志正：黄连阿胶鸡子黄汤加味

【组成】太子参12g，生白术15g，厚朴12g，茯苓20g，炒谷芽15g，炒麦芽15g，胆南星8g，肉桂3g，黄连5g，夜交藤20g，鸡子黄1个，阿胶10g（烊化），黄芩10g，赤芍10g，炒枳实12g。

【功效】滋阴补肾，清心健脾安神。

【主治】水火不济之失眠。

【用法】每日1剂，水煎，分2次服。

【经验】肾藏精，在志为恐，恐惧、惊吓则伤肾，肾水不固则下泻，肾水下泻不能上济于心，心火独亢，则心神不宁，惊恐不眠。肾阴不足，阴虚火旺，内扰心神而致不寐，可伴见心烦、耳鸣、五心烦热等，治以滋阴降火、养心安神，滋肾同时予清心健脾法，清上、建中、滋下共施，使肾阴得济，心火得清，中焦得运。由于用法精当，不寐之症随药而解。〔苏凤哲，路洁，刘喜明．路志正教授治疗外感不寐临床经验［J］．世界中西医结合杂志，2009（5）：312-314〕

路志正：四君子汤加味

【组成】太子参 15g，莲子肉 15g，生白术 18g，炒山药 15g，姜半夏 12g，黄连 8g，吴茱萸 3g，茯苓 30g，娑罗子 10g，白芍 12g，炙甘草 6g。

【功效】健脾益气，理气化浊。

【主治】脾胃升降失常之失眠。

【用法】每日 1 剂，水煎，分 2 次服。

【经验】脾藏意，意不能藏，思想多变，则心神扰乱而不寐。在五神的整体协调关系中，脾胃起着“枢纽”的作用，凡影响中焦脾胃升降失常的因素，或脾胃虚弱，或湿邪中阻，气机不畅，均可致心神失用而不寐。症见早醒难眠，腹胀，纳呆，嗳气，形瘦乏神，如《张氏医通》所云：“脉滑数有力不得卧者，中有宿滞痰火，此为胃不和则卧不安也。”治宜健脾和胃安神，方选连萸丸、半夏泻心汤、四君子汤佐疏肝药物，健脾益气化湿，兼调气机，体现了审机论治的辨证思想。〔苏凤哲，路洁，刘喜明 . 路志正教授治疗外感不寐临床经验［J］. 世界中西医结合杂志，2009（5）：312-314〕

路志正：经验方

【组成】五爪龙18g，西洋参10g（先煎），黄精12g，炒麦冬10g，丹参15g，炒柏子仁18g，川芎9g，赤芍、白芍各12g，炒桑枝30g，葛根15g，羌活8g，桑寄生15g，炒杜仲12g，淫羊藿15g，盐知母、盐黄柏各8g，怀牛膝12g，生龙骨、生牡蛎各30g（先煎）。

【功效】疏经气，补气血，佐以补肾。

【主治】素体肾虚，复感风寒之失眠。

【用法】每日1剂，水煎，分2次服。

【经验】伤寒之证，仲景立论于前，后贤宗法于后。伤于寒者，一见于冬季，二见于初春时应暖反寒之倒春寒。患者体质素虚，肾气不足，膀胱与其相表里，风寒侵袭，太阳最易受之，寒凝血脉，经气不利，气血阻滞，心神失宁，可致不寐。由于"太阳脉行，由背抵腰，外来风寒，先伤阳经"，寒伤太阳经气，经气阻滞，气血不畅，不寐同时可见恶风寒、颈背僵硬、疲乏无力、腰骶及下肢疼痛、脉弦紧等，治以疏通太阳经气，补气血，佐以益肾。〔苏凤哲，路洁，刘喜明.路志正教授治疗外感不寐临床经验［J］.世界中西医结合杂志，2009（5）：312-314〕

颜正华：经验方

【组成】郁金 12g，枳壳 6g，白蒺藜 12g，黄芩 6g，牡丹皮 6g，丹参 15g，炒山栀 6g，生龙骨 30g（先煎），珍珠母 30g（先煎），合欢皮 12g，白芍 12g，夜交藤 30g，制何首乌 30g。

【功效】疏肝清热，宁心安神。

【主治】肝郁气滞、热扰心神之失眠。

【用法】每日 1 剂，水煎，分 2 次服。

【经验】本方疏肝清热、宁心安神以治肝郁气滞、热扰心神证。方中郁金、枳壳、白蒺藜疏肝理气，合白芍柔肝止痛，牡丹皮、丹参、炒山栀、黄芩凉血清热，生龙骨、珍珠母、夜交藤、合欢皮镇惊、养心、解郁安神，配制何首乌补益精血。辨证精确，配伍得当，诸药合用，终使失眠改善。〔吴嘉瑞，张冰 . 国医大师颜正华教授诊疗失眠用药规律及典型医案探析［J］. 中国医药指南，2012，10（25）：265-267〕

颜德馨：黄连温胆汤加减

【组成】炒竹茹6g，陈皮6g，枳实6g，法半夏9g，远志9g，酸枣仁9g，柏子仁9g，夏枯草15g，夜交藤15g，茯苓12g，生甘草3g。

【功效】清热利胆，化痰安神。

【主治】胆气郁结、痰火内扰之失眠。

【用法】每日1剂，水煎，分2次服。

【经验】若情绪突然受到影响，思虑过度，可导致气机逆乱，脾胃运化失常，酿成痰湿，郁而化热，痰火内扰，神志不安，失眠日益加重，表现为焦虑不安、头晕耳鸣、两胁胀痛、口干且苦、舌紫苔黄腻、脉细弦等，均是肝家气火失司，痰火内扰之象。方用黄连温胆汤之意，以二陈汤温化痰涎，炒竹茹、枳实清泄胆郁，远志、酸枣仁、柏子仁、夜交藤均有补益安神之功，且仿十味温胆汤用于痰热内扰、气血不足之失眠，而处方之中以夏枯草易黄连，一则因肝火表现较心火明显，故取夏枯草直入肝经，泻肝胆之火，行肝经气血；二则因夏枯草尚有安神之功，《冷庐医话》载有"以半夏三钱，夏枯草三钱，浓煎服之，夏枯草得至阳而长，是阴阳配合之妙也"，故与方中法半夏相配，既能增清胆化痰之力，又可协调阴阳平衡，有一举两得之妙。〔何煜宇，郭祖文，岳小强.颜德馨运用黄连温胆汤验案举隅［J］.辽宁中医杂志，2013，40（5）：1007-1008］

颜德馨：血府逐瘀汤加减

【组成】桃仁 12g，红花 9g，川芎 15g，当归 15g，赤芍 15g，生地黄 15g，柴胡 9g，桔梗 9g，枳壳 9g，牛膝 15g，甘草 8g，龟甲 15g（先煎），黄连 3g。

【功效】疏肝调血，活血祛瘀，养血安神。

【主治】情志内伤，肝失条达，气滞血瘀之失眠。症见失眠，头痛胸痛，或胁部刺痛，目眶黧黑，面部褐斑，舌质暗红，或有瘀点、瘀斑，或舌下脉络迂曲、延长、怒张，脉涩或细。

【用法】每日 1 剂，水煎，分 2 次服。

【经验】本病多虚实夹杂，宜疏肝调血，活血以祛瘀，养血以安神，用血府逐瘀汤加减。本方为清代王清任所创，他在《医林改错》中云："夜不能睡，用安神养血药治之不效者，此方若神。"又云："夜不安者，将卧则起，坐未稳又欲睡，一夜无宁刻。重者满床乱滚，此血府血瘀，此方服十余付可除根。"临床验之，确有奇效。方中以四逆散理气疏肝，桃红四物汤活血化瘀，配以桔梗引气上升，牛膝导血下行，一升一降，交通阴阳。视具体情况可加磁石以重镇定魂；若大便质烂，去生地黄，加苍术。〔杨志敏，老膺荣，汤湘江. 颜德馨教授从气血失调辨治失眠的经验［J］. 中医药学刊，2003，21（8）：1247-1248〕

颜德馨：归脾汤加减

【组成】黄芪15g，党参15g，当归15g，白术15g，茯苓15g，熟酸枣仁15g，远志6g，木香6g（后下），石菖蒲9g，夜交藤30g，黄连3g，柏子仁20g，合欢皮30g。

【功效】益气补血，健脾养神，柔肝疏肝。

【主治】素体不足，劳伤心脾，气血两虚之失眠。症见失眠，心悸健忘，胆怯易惊，神疲食少，头昏目眩，面色少华，气短自汗，肢体倦怠，舌淡苔薄，脉细。

【用法】每日1剂，水煎，分2次服。

【经验】正气亏损，心脾肝气血羸弱，上下交损，治取中焦，立法益气补血，健脾养神，佐以柔肝疏肝，用归脾汤加减。薛己化裁后的归脾汤，曾被张景岳录入《景岳全书》中治疗失眠。后经无数医家验证确有补养气血、安神助眠的良效，临床施用时可酌加夜交藤、柏子仁，另外木香不可多用，3～5g为宜。颜老在治疗失眠症时，以"衡法"调和气血，善于治理气和血的平衡，谨守气血以流通为贵的特点，遵循"木郁达之，火郁发之，泻其有余，补其不足"的原则。在辨证施治的基础上，临床习加用治气药如柴胡、枳壳、桔梗、黄芪、香附等；治血药常用丹参、川芎、赤芍、蒲黄。并喜用具有引药入经或助眠安神的药味及药对，往往有事半功倍之效。如：黄连入心经，于方中少量佐用，可清心安神，而无苦寒伤阴之弊；百合养心兼补肝气，有安神之功；黄连合肉桂（交泰丸）交通心肾，即济水火以安神；夏枯草合半夏协调阴阳以助眠；合欢皮

（或合欢花）与夜交藤解郁养血以助眠；石菖蒲配远志，以石菖蒲辛苦而温，通窍补心，远志味苦泄热，能通肾气上达于心。另外，颜老提出用药当中病为贵，过用刚烈峻猛及阴柔滋腻之品，可伤及气机或碍滞血运，对治疗不利。调和阴阳气血也应以平衡为宜，不可偏执一端而过用重镇潜阳，以免阻碍清阳舒展。〔杨志敏，老膺荣，汤湘江．颜德馨教授从气血失调辨治失眠的经验［J］．中医药学刊，2003，21（8）：1247-1248〕

颜德馨：柴胡加龙骨牡蛎汤加减

【组成】柴胡 18g，黄芩 12g，法半夏 18g，党参 18g，煅龙骨 30g，煅牡蛎 48g，茯苓 24g，大黄 12g，桂枝 12g，生姜 6 片，红枣 10 枚。

【功效】清泄定魂，疏肝解郁。

【主治】肝火上炎之失眠。症见入夜烦躁，难以入睡，或梦呓频作，或有梦而遗，兼有急躁易怒，头晕目眩，便秘溲赤，舌红苔黄，脉弦数。

【用法】上药共研粗末，每日取 27g，水煎服。

【经验】肝郁日久，最易化火，肝火拂逆，冲激肝魂，则魂摇而睡卧不宁，即《血证论》所谓"阳浮于外，魂不入肝，则不寐"。鉴于肝火多缘气郁不解引起，故治疗毋忘疏肝解郁。若专事苦寒泻火，致气血凝结，郁火愈盛，病反不减。方用小柴胡汤清泄肝郁，配以龙骨、牡蛎安魂，随症化裁，得效甚多。〔颜乾麟. 颜德馨治疗顽固性失眠的经验［J］. 中医杂志，1993，34（4）：219-220〕

颜德馨：酸枣仁汤加减

【组成】酸枣仁9g，川芎5g，茯苓9g，党参9g，当归9g，白芍6g，龙齿15g，柏子仁9g，远志9g，合欢花4g，炙甘草3g。

【功效】养营开郁，补肝宁魂。

【主治】肝血虚弱之失眠。症见终日困倦而难以入眠，或少睡即醒，不能再睡，兼有面色少华，头目眩晕，神萎健忘，舌淡苔薄白，脉细弱。

【用法】每日1剂，水煎，分2次服。

【经验】肝藏血，人卧则血归于肝。若年迈正虚，或大病失血，致使血亏气郁，夜卧则血难归于肝，肝魂失养而难眠，《难经·四十六难》谓："老人血气衰，肌肉不滑，营卫之道涩，故昼日不能精，夜不得寐也。"治当补肝养血，疏肝开郁，方用酸枣仁汤加减，取酸枣仁养血以补肝体，川芎畅血气而顺肝用，一收一散，相反相成，使血旺而魂自宁，血畅而郁自解。与真珠丸（珍珠母、龙齿、酸枣仁、柏子仁、当归、生地黄、人参、茯苓、犀角、沉香）同用，有相得益彰之功。〔颜乾麟.颜德馨治疗顽固性失眠的经验［J］.中医杂志，1993，34（4）：219-220〕

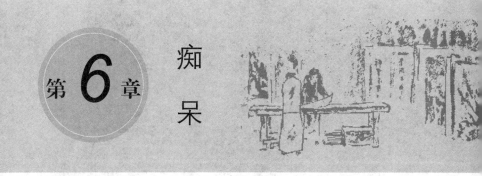

第**6**章 痴呆

　　痴呆是由髓减脑消、神机失用所导致的一种神志异常的疾病，以呆傻愚笨、智能低下、善忘等为主要临床表现。轻者表现为神情淡漠、寡言少语、反应迟钝、善忘，重者终日不语，或闭门独居，或口中喃喃独语，言词颠倒，行为异常，忽笑忽哭，或不欲食，数日不知饥饿。本病多因年迈体虚、情志所伤等原因致髓海不足，神机失用，病位在脑，与心、肝、脾、肾密切相关。辨证可分虚实，虚证以精气血亏损为主，致髓海失充，脑失所养，实证因气火痰瘀内阻于脑，上扰清窍。治当辨别虚实，辨明脏腑。治标以开郁逐痰、活血通窍、平肝泻火；治本以补虚扶正、填补肾精。西医之老年性痴呆（真性老年性痴呆）、早老性痴呆（阿尔茨海默病）、血管性痴呆、混合性痴呆、脑叶萎缩症、正压性脑积水、脑淀粉样血管病、代谢性脑病、中毒性脑病（如一氧化碳中毒性痴呆）、麻痹性痴呆等出现的智能减退，均可参照本章论治。

　　本章收录了朱良春、李辅仁、张琪、张学文、颜德馨等国医大师治疗本病的验方11首。朱良春将本病责之于肾虚痰瘀，自拟益肾

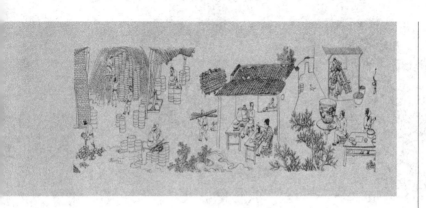

化浊汤、益肾化瘀方、健脑散等经验方，并擅用水蛭、天麻、马钱子及药对；李辅仁认为痴呆乃肝肾亏损、髓海不足以致脑海空虚，脑失所养，治从滋补肝肾、填精益脑；张琪强调本病在补肾化瘀的同时必须加用开窍醒神药，常用地黄饮子加减；张学文认为，血管性痴呆多因髓海不足，宜用益肾健脑之法；颜德馨论治本病，除了重视脑髓、肾精、痰浊外，更倡导以气血为纲辨证论治。

朱良春：益肾化浊汤

【组成】生地黄 12g，熟地黄 12g，枸杞子 15g，天麻 10g，淫羊藿 10g，党参 12g，生黄芪 30g，地龙 10g，水蛭 3g（研末，冲兑），胆南星 12g，远志 10g，石菖蒲 10g，柏子仁 15g，酸枣仁 15g，何首乌 15g，甘草 7g。

【功效】补肾益精，化痰活血，醒脑益智。

【主治】老年性痴呆。

【用法】每日 1 剂，水煎，分 2 次服。

【经验】随着人的老化，人体各脏腑的功能活动均渐减弱，其中以肾的精气亏虚为最著。肾中精气充盛，则髓海得养，就能充分发挥其"精明之府"的生理功能；反之，髓失所养，灵机渐失。五脏气衰，髓海空虚，气血亏损，清阳不升，脑窍失慧为病之本；血瘀、痰浊、气郁内阻，浊阴不降，上蒙清窍为病之标。故治宜补肾益精，化痰活血，醒脑益智。

本方中以生地黄、熟地黄、枸杞子、何首乌补肾填精生髓，益肝肾强筋骨，辅以淫羊藿温补肾阳，使阴得阳升而源泉不竭；生黄芪、党参补气健脾，升清降浊，取其气旺则血行，气旺则津行之意，且可免逐瘀药伤正之弊；用地龙、水蛭活血化瘀，根据朱老多年使用虫类药之经验，水蛭须生用研末吞服（或装胶囊服），煎煮法效差；用胆南星、远志、石菖蒲豁痰开窍，安神定志；柏子仁、酸枣仁养心安神。尤值一提的是使用天麻，实践证明天麻对老年性痴呆是一味既能治标又能治本的佳药，有恢复"缄默症"患者的语言能力，使"假面具症"患者展露笑颜之功。甘草调和诸药，亦能益气养心。

在主方的基础上须灵活化裁，加减运用。对郁闷不乐、呆板哭泣，伴胸闷呕恶、咳吐痰涎、多寐纳呆、形体丰腴、舌淡胖、苔白腻者，去熟地黄、枸杞子，加炒白术（可用至30g）、茯苓，此时健脾很重要，可杜绝生痰之源，茯苓渗利之中有补益之功，既补心益脾，又能安神益智，是为要药，胆南星可用至15～20g。若心情烦躁、失眠多虑、痰郁化热、舌苔黄腻，加川黄连、竹茹、天竺黄，用陈胆南星清泄痰热。若精神抑郁、少语呆滞、动作迟缓、舌质紫暗、脉沉涩，加柴胡、桃仁、红花、川芎，疏肝理气，活血通络。若神疲乏力、懒言气短、说前忘后，甚至记忆丧失，加重黄芪用量，党参改人参。若终日寡言、坐卧不起、手指震颤、衰老征象明显，且脉细缓或细涩者，需加温肾运脾通络药，或加鹿茸、紫河车、炙全蝎末（吞服）。老年人大便秘结者多，一因气虚无力推动舟楫通行，二因津枯血虚液少。若便秘、舌红者，可用生大黄，不仅可改善胃肠通降功能，排除宿积之糟粕，还具有延缓衰老、提高智能的功能，但此药毕竟苦寒，宜从小量用起，可视痴呆程度、体质状况而定。对便秘而舌淡者，宜选用当归、桃仁、瓜蒌仁、决明子，既能润肠通腑，又能活血养血、祛脂通络。〔朱建华.老年性痴呆〔J〕.江苏中医药，2004，25（10）：12-14〕

朱良春：益肾化瘀方

【组成】生地黄 12g，熟地黄 12g，枸杞子 15g，杭菊花 15g，天麻 10g，桑寄生 10g，淫羊藿 10g，党参 12g，生黄芪 30g，地龙 10g，水蛭 3g（研末，冲兑），胆南星 12g，远志 10g，菖蒲 10g，柏子仁 15g，酸枣仁 15g，何首乌 15g，生白芍 10g，甘草 7g。

【功效】补益肝肾，化痰通瘀。

【主治】脑血管性痴呆、老年性痴呆病程较短者。

【用法】每日 1 剂，水煎，分 2 次服。

【经验】朱老认为，益肾化瘀是治疗老年性痴呆症和脑血管性痴呆症病程较短、症情较轻者的有效大法。脑血管性痴呆属中医学"呆病"范畴，治以益肝肾、化痰瘀。方用枸杞子、杭菊花为对，一以养肝补肾、滋补益气、润肺生津，一以清肝明目、降压降火、疏风清热、清金平木。盖木平则风息，火降则热除。天麻、地龙为对，一以息风镇痉、善治头痛眩晕、善惊失志、语多恍惚，一以泄热定惊、镇肝降压。朱老据日本医人山本孝之临床证实，天麻可改善脑部血液流通，有恢复"缄默症"的语言功能和使"假面具症"患者展露笑颜之功效，对老年性痴呆的治疗有显效。方中亦选生地黄、熟地黄为对，桑寄生、淫羊藿为对，生白芍、甘草为对，均取益肾化瘀之功。另选胆南星、远志为对，亦取息风化痰、消瘀宁神、补肾之意。

必须指出，治疗期间要严嘱患者家属对患者以言语疏导，改善其生活环境，使之心情舒畅，消除孤独感和疑虑，适当增加高蛋白、低脂肪之饮食，如多吃鱼类，少吃肉类，并多吃蔬菜，适当增加运动，如散步、太极拳等或适当坚持体育锻炼和一般脑力劳动相结合。年龄较轻者，应惜精保身，肾精充盈，髓海充足，可延缓或防止发生老年痴呆症。〔邱志济，朱建平.朱良春治疗老年痴呆症临床经验〔J〕.实用中医药杂志，2001，17（1）：27-28〕

朱良春：健脑散

【组成】红参 15g（参须 30g 可代），鹿茸 15g，地鳖虫 21g，当归 21g，益智仁 21g，枸杞子 21g，制马钱子 15g，川芎 15g，地龙 12g，制乳香 12g，制没药 12g，炙全蝎 12g，紫河车 24g，鸡内金 24g，血竭 9g，甘草 9g。

【功效】补肾益精，化痰活血，益脑定志。

【主治】脑血管性痴呆、老年性痴呆病程较长者。

【用法】共研末，每次服 5g，每日服 2 次，早晚空腹蜜水送服，但加用水蛭者忌蜜水。马钱子有剧毒，要先炮制，水浸 1 日，去毛、晒干、放麻油中炸至里面呈紫红色为度，与以上诸药晒干，共研细末。

【经验】朱老认为，脑血管性痴呆、老年性痴呆二者虽病理进程有所不同，但其结局均为脑细胞萎缩则一致。其病变之关键在于肾虚。肾虚导致五脏亏虚，必然兼夹痰瘀。故虚中夹实是老年痴呆症之根本病机。因痰瘀壅阻脉道，势必阻塞微循环，使窍道不通，气血津液运行输布失常，乃至脑髓失充，元神失养，导致智能活动障碍，发为痴呆。

方选红参、鹿茸为对，一以大补元神，一以峻补元阳，参鹿并用，既无桂附之刚燥，亦无知柏之苦滞，不但益阳，而且益阴，可谓尽物之性以尽人之性。临床上尤以正宗之高丽人参效佳。制马钱子、地龙为对，对痰瘀阻塞而形成之血栓有消散化解的强力作用，马钱子有逐恶血、溶血栓、健脾胃、提脏器、通死肌之著效，且能深入经隧曲道之处，合地龙泄热定惊，行水解毒，平喘通络，尤能镇肝降压。马钱子虽峻猛有毒，但炮制得法，掌握有效剂量，讲究医嘱，每起沉疴痼疾。紫河车、甘草为对，枸杞子、益智仁为对，乃取朱老验方"培补肾阳汤"之意，紫河车燮理阴阳，大补气血，有返本还原之功，且治诸虚百损，甘草解百毒，且缓调诸药之性；枸杞子润而滋补，兼有益气、补肾润肺、生津退热等多种功效，益智仁温脾暖肾、固气涩精、和中益气。鸡内金、地鳖虫为对，当归、川芎为对，意取温清并用、攻补兼施、缓急相济、化瘀通络、消癥散结、化痰利浊之功。全方共奏补气通络、补肾健脑、益气健脾治其本，活血化瘀、化痰利浊治其标之功。实践证明，该方有重药轻投、缓缓斡旋、缓中补虚、虚实同治、缓中取效之妙，尤对老年性痴呆和脑血管性痴呆之久病虚极者，或寒热虚实错杂者，或化源将绝、饮食减少，补不受补、清不能清，且攻不胜攻者尤为合拍。此乃朱老仿仲景治五劳虚极羸瘦、内有干血、两目暗黑等症之"大黄䗪虫丸"重药轻投之法也。

大便秘结见实热者，加水蛭、制大黄为对；见痰浊中阻、郁闷不乐、动作迟缓呆板、喜哭泣、胸闷恶心、咳吐痰涎、多寐纳呆、形体丰腴、舌淡胖、苔白腻者，加制胆南星、石菖蒲为对；阴虚阳亢，见性情急躁、烦恐不安、语言颠倒，或口干口苦、午后潮热、多汗、失眠健忘、耳鸣头晕、舌红少苔者，用剂量较大之"六味地黄汤加柏子仁、酸枣仁"送服散剂；气滞血瘀，见表情淡漠、健忘惊恐、少语寡言、头痛如刺、半身不遂、肢体麻木、面色暗黑、舌紫暗等症者，加桃仁、赤芍。因"健脑散"中取古方"九转回生丹"之主药马钱子，药性峻猛，服后必有瞑眩，系正常反应，务必注重医嘱以免患者顾虑。所谓正常反应者，为轻度头晕、恶心或周身痒疹，可用肉桂 10g 煎汤服之缓解，不可随意增加药量。每日制马钱子的药量要控制在 0.6g 以下，有心脏病、肝病、肾病者忌服。服药期间偶有轻微腰背肌肉僵直感或腰腿部肌肉轻微颤动，亦均为正常反应。此反应常于服药 1 周后逐渐消失。服药期间或最好在服药前 1 天起，忌食海藻类、蛋类、虾蟹类及含碱、矾等食物如油条、粉丝等。使用马钱子制品亦要中病即止，即在临床症状均见好转的 2～3 个月内，去方中马钱子后，继服较为妥当。〔邱志济，朱建平 . 朱良春治疗老年痴呆症临床经验〔J〕. 实用中医药杂志，2001，17（1）：27-28；崔应珉 . 头面痛〔M〕. 郑州：郑州大学出版社，2011，46〕

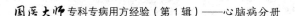

李辅仁：醒脑复聪汤

【组成】何首乌20g，桑椹10g，天麻10g，茺蔚子10g，菖蒲10g，钩藤10g（后下），白蒺藜15g，珍珠母30g（先煎），炒远志10g，炒酸枣仁20g，瓜蒌30g，当归10g，川芎10g，菊花10g。

【功效】滋补肝肾，填精健脑。

【主治】老年性痴呆。

【用法】每日1剂，水煎，分2次服。

【经验】老年人肝肾亏损，髓海不足，以致脑海空虚，脑失濡养则神志呆滞，脑力不足；肝肾精亏，水不涵木，肝阳上亢，肝风内动，则出现眩晕手颤或肢颤，失眠或嗜睡；心主神明，因气血循行失畅，血脉壅滞，蒙蔽神明，则思维衰退，脑力不足而见神呆、表情淡漠。方中以何首乌、桑椹滋补肝肾、填精健脑为主，以治其本；佐以天麻、钩藤、白蒺藜、菊花、珍珠母平肝息风，当归、川芎、茺蔚子养血活血、益肝通络，瓜蒌、菖蒲化痰醒脑，炒远志、炒酸枣仁养肝安神，以治其标。标本兼治，使肝肾得养，脑窍得通，则神机恢复。〔刘毅.李辅仁治疗老年脑部疾病的经验［J］.山东中医学院学报，1992，16（6）：35-37〕

张　琪：地黄饮子加减

【组成】熟地黄 20g，山茱萸 20g，石斛 15g，麦冬 15g，肉苁蓉 15g，五味子 15g，石菖蒲 15g，远志 15g，巴戟天 15g，肉桂 5g，附子 5g，益智仁 20g，鹿角胶 15g，丹参 20g，川芎 15g，地龙 20g，葛根 20g，红花 15g，赤芍 20g，甘草 15g，胆南星 15g。

【功效】健脑养心，填精益髓，活血通络。

【主治】痴呆辨证为阴阳两虚者。

【用法】每日 1 剂，水煎，分 2 次服。

【经验】张老提出本病的基本病理变化是髓海空虚、脑失所养，《素问·脉要精微论》云："头者，精明之府，头倾视深，精神将夺矣。"脑为元神之府，主宰人体一切精神意识、思维活动，故脑病大多表现为神志异常和神机失运。脑髓为先天精气所化生，赖后天精血以滋养，老年精亏，肾气虚损，化源日竭，以致髓海渐空，则出现头晕目眩、失眠健忘、行为异常等诸多症状。同时，脑窍为空窍，以清灵通利为贵，一旦闭阻，邪蒙清窍，则脑神失养，变证丛生，张老强调本病在补肾化瘀的同时必须加用开窍醒神药。

张老采用地黄饮子治疗本病，屡有效验。肾主骨生髓，脑为髓海，为肾中阴阳化合。肾为封藏之本，内寓元阴元阳，肾虚虽有阴虚阳虚之别，但阴阳互根，久病常易相互累及，在治疗上须滋阴与扶阳兼顾，既可促进生化之机，又可避免互伤之弊。方中以熟地黄、山茱萸滋补肾阴，肉苁蓉、巴戟天温肾壮阳，附子、肉桂引火归原，摄纳浮阳，麦冬、石斛、五味子滋阴敛液，使阴阳相配，石菖蒲、远志交通心肾，开窍化痰，葛根、红花、赤芍活血化瘀，开通脑络。全方温补下元，摄纳浮阳，化痰通络，宣通心气，使水火相济，痰瘀得除，则痴呆可愈。〔孙元莹，吴深涛，王暴魁.张琪教授治疗老年痴呆经验介绍［J］.甘肃中医药，2007，20（9）：15-17〕

张学文：补肾益髓汤

【组成】熟地黄 15g，山茱萸 10g，鹿角胶 10g（烊兑），鹿衔草 15g，肉苁蓉 15g，杜仲 15g，桑寄生 15g，升麻 10g，葛根 15g，菊花 10g，路路通 15g。

【功效】补肾益髓。

【主治】血管性痴呆证属精髓不足者。

【用法】每日 1 剂，水煎，分 2 次服。

【经验】脑为元神之府，又为髓之海。人之情志思维等活动均与脑主神明有关。其活动之物质基础是肾精与脑髓。肾为藏精之处，元神为髓之使。中风患者多因肝肾阴精亏损而致肝风、痰浊、瘀血等损伤脑髓，后期则髓海不足，出现脑转耳鸣、胫酸眩晕、目无所见、善忘失算等。治当滋肝肾、益精髓。方中熟地黄、山茱萸益肾中之阴，鹿角胶、肉苁蓉温肾中之阳，并使阴阳互生，精髓得充；鹿衔草、杜仲、桑寄生补肾通络，伍升麻、葛根、菊花、路路通等通经络而升清阳，使气血精微上达清窍。全方配伍，具阴阳互生、动中有静、通补结合之妙。〔申锦林，于为民.张学文教授论中风痴呆证治［J］.陕西中医，1995，16（3）：118-120〕

颜德馨：醒脑冲剂

【**组成**】黄芪30g，丹参30g，生蒲黄15g（包煎），白术15g，菖蒲10g，远志10g，通天草15g。

【**功效**】益气活血，开窍醒脑。

【**主治**】老年性痴呆。

【**用法**】每日1剂，水煎，分2次服。

【**经验**】颜老认为，脑位于颅内，由精髓汇聚而成，其性纯正无邪，唯有气血滋养，精髓充实，才能发挥"元神之府"的功能。人体反复受六淫七情等侵扰，或思虑不遂，恼怒惊恐，或跌仆损伤等，皆能导致脏腑功能失调，气血循环失常，而生瘀血。瘀血阻于脑络，致使清窍受蒙，灵机呆钝，则出现神识不清、表情痴呆，甚而昼夜颠倒，癫狂时作。同时，由于瘀血内阻，使脑气与脏气不相接续，脑失所养，日久则精髓萎，使病情进行性加剧。

临床所及，老年性痴呆患者虽出现种种虚弱症状，但究其原因，当属因实致虚，根据治病求本的原则，应以活血化瘀为治，方能获得祛瘀生新之效。本方取黄芪、丹参益气活血为君；生蒲黄活血通脉，白术补气健脾，为臣；佐以菖蒲、远志开窍益智；通天草为使，引药入脑。诸药合用，共奏益气活血、开窍醒脑之功。〔颜德馨，颜乾麟，赵昊龙，等.醒脑冲剂治疗老年期痴呆的临床与实验研究〔J〕.同济大学学报：医学版，2002，23（2）：124-127〕

颜德馨：补肾填精方

【组成】熟地黄 15g，山茱萸 10g，山药 15g，何首乌 15g，枸杞子 15g，巴戟天 12g，肉苁蓉 15g，龟甲 15g，龙骨 15g，石菖蒲 15g，远志 10g。

【功效】补肾填精，益髓荣脑。

【主治】老年期痴呆证属肾虚精少者。症见表情呆滞，形体羸瘦，双目无神，记忆丧失，动作迟钝，沉默缄言，或语不达意；伴有齿枯发焦，腰膝酸软，步履艰难，甚则二便失禁，卧床不起，舌红、苔少，脉细弦。

【用法】每日 1 剂，水煎，分 2 次服。

【经验】颜老认为，脑为髓海，肾藏精，精生髓而上通于脑。若肾虚精少，"髓海不足，则脑转耳鸣，胫酸眩冒，目无所见，懈怠安卧"，日久发为痴呆。治宜补肾填精、益髓荣脑，方以孔圣枕中丹、还少丹、定志丸化裁。方中熟地黄、山茱萸、山药、何首乌平补脾肾，枸杞子、巴戟天、肉苁蓉温肾益精，龟甲、龙骨潜阳安神，石菖蒲、远志开窍醒神。

老年期痴呆病程缠绵，病久伤肾，势必导致肾精益虚。然虚证无有气血不滞者，临床所及，此病纯属虚证者较为少见，每每表现为虚实夹杂。故治疗当忌蛮补，而宜通补相兼。如在辨证基础上加入川芎、红花、赤芍、桃仁等，既能畅通脉道涩滞，并可消除补药黏腻，为发挥药效扫清障碍，则有事半功倍之效。神萎嗜睡，加黄芪、丹参；神志恍惚，加茯神、沉香；二便失禁，加山药、益智仁、桑螵蛸。〔颜乾麟.颜德馨治疗老年期痴呆的经验［J］.中国医药学报，1997，12（2）：45-46〕

颜德馨：通窍活血方

【组成】柴胡 6g，香附 10g，红花 10g，桃仁 10g，赤芍 15g，川芎 10g，郁金 15g，苏子 10g，法半夏 10g，陈皮 10g，丹参 15g，水蛭 3g（冲服），通天草 10g。

【功效】行气活血，祛瘀开窍。

【主治】老年期痴呆证属瘀滞清窍者。症见呆滞少语，妄思离奇，或情绪躁扰，恼怒多言，智力下降，思维异常，行为古怪，伴有面色晦暗，肌肤甲错，舌质紫红，或有瘀斑，脉沉涩。

【用法】每日 1 剂，水煎，分 2 次服。

【经验】《医林改错》谓："气血凝滞脑气，与脏气不接，如同做梦一样。"脑髓纯者灵，杂者钝，如反复中风，气血乖违，瘀滞清窍，灵机呆钝，气血难以上注，日久则精枯脑萎。治宜行气活血、祛瘀开窍，每以癫狂梦醒汤、通窍活血汤进退。方中柴胡、香附疏肝理气，红花、桃仁、赤芍、川芎、丹参、郁金活血通络，法半夏、陈皮化痰泻浊。水蛭味咸，善入血分，破瘀而不伤气血，常用量为1.5~3g，研末吞服。通天草乃荸荠之苗，其性轻清上扬，与水蛭同用，则引水蛭药效入脑，有破瘀醒脑之功。躁扰不宁，加山栀、知母；幻觉幻听明显，加磁石、仙鹤草；肢体偏瘫，加黄芪、地龙、秦艽。〔颜乾麟.颜德馨治疗老年期痴呆的经验［J］.中国医药学报，1997，12（2）：45-46〕

颜德馨：益气养血方

【组成】黄芪 15g，党参 15g，苍术 10g，白术 10g，麦冬 10g，五味子 6g，葛根 15g，蔓荆子 10g，泽泻 15g，赤芍 15g，丹参 15g，炙甘草 9g，羌活 10g，独活 10g，细辛 3g，白芷 9g。

【功效】行气活血，祛瘀开窍。

【主治】老年期痴呆证属气血虚弱、瘀阻脑络者。症见表情淡漠，记忆减退，失认失算，口齿含糊，喃喃自语，神萎喜卧，易惊善恐，伴有面色苍白，气短乏力，食少纳呆，口涎外溢，舌淡、苔薄白，脉细弱。

【用法】每日 1 剂，水煎，分 2 次服。

【经验】人体十二经脉，三百六十五络，其血气皆上于头而走空窍。脑唯有气血滋养，精髓纯正充实，才能发挥“元神之府”功能。人至老年，气血日衰，无法上承于脑，则脑失所养，神明失灵，治以益气安神、补血荣脑。习以益气聪明汤、清暑益气汤、独活汤出入。方中黄芪、党参补益肺脾之气，苍术、白术健脾升清，麦冬、五味子合党参、黄芪补益气阴，葛根、蔓荆子、泽泻升清降浊，赤芍、丹参活血养血，炙甘草调和诸药兼以益脾。头为诸阳之会，唯风可到。故临床每参以独活汤之意，辅以羌活、独活、细辛、白芷等祛风之品，引气血上行于脑，而奏补脑益智之效。表情痴呆，加天麻、当归；语言不清，加菖蒲、远志；胆怯易惊，加酸枣仁、柏子仁。〔颜乾麟.颜德馨治疗老年期痴呆的经验〔J〕.中国医药学报，1997，12（2）：45-46〕

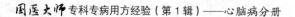

颜德馨：清热涤痰方

【组成】黄连 3g，黄芩 10g，黄柏 10g，山栀 10g，知母 10g，麦冬 10g，枳实 10g，法半夏 10g，陈皮 6g，石菖蒲 15g，茯苓 10g。

【功效】清热泻火，涤痰开窍。

【主治】老年期痴呆证属痰火交结、神不守舍者。症见神志错乱，哭笑无常，思维紊乱，语言颠倒，躁烦不宁，多伴有面红目赤，口多黏痰，纳呆食少，入夜不眠，大便秘结，舌红、苔黄腻，脉弦滑。

【用法】每日 1 剂，水煎，分 2 次服。

【经验】《石室秘录》谓："呆病其始也，起于肝气之郁……而痰不能消，于是痰积于胸中，盘踞于心外，使神不清而成呆病矣。"老年人若情怀不遂，肝郁气滞，生湿生痰，痰湿郁而化火，势必上扰清窍。治当清热泻火、涤痰开窍，方用黄连解毒汤、黄连温胆汤、服蛮煎加减。方中黄连、黄芩、黄柏、山栀清三焦积热、解毒燥湿，知母、麦冬清热益阴，枳实、法半夏、陈皮、石菖蒲、茯苓化瘀开窍。该方补、清、通相兼，使阴得充而能制火，火得清而神志宁，气机顺而脏腑安，精神自守。烦躁若狂，加水牛角、三棱、莪术、赤芍；痰多白黏，加桂枝、苍术、白术；大便秘结，加决明子、肉苁蓉。〔颜乾麟．颜德馨治疗老年期痴呆的经验［J］．中国医药学报，1997，12（2）：45-46〕

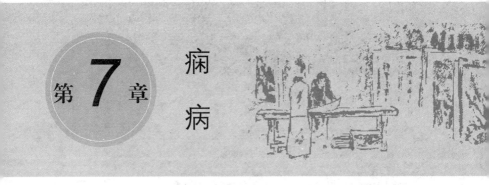

第**7**章　痫病

痫病是一种反复发作性神志异常的病证，临床以突然意识丧失，甚则仆倒，不省人事，强直抽搐，口吐涎沫，两目上视或口中怪叫，移时苏醒，醒后如常人为特征。本病亦称"癫痫"，俗称"羊痫风"。根据发病时叫声分为马痫、牛痫、猪痫、羊痫、鸡痫（五痫）；根据发病原因可分为风痫、惊痫、食痫、痰痫；根据脏腑辨证可分为心痫、肝痫、肺痫、肾痫、肠痫。本病多因七情失调、先天因素、脑部外伤或其他六淫之邪所干、饮食失调、患他病后所致顽痰阻闭心窍、肝经风火内动而为病。以头颅神机受损为本，脏腑功能失调为标。发病时治标，治以清肝泻火，豁痰息风，开窍定痫；平时补虚以治本，治以益气养血，健脾化痰，滋补肝肾，宁心安神。风痰闭阻治以涤痰息风，开窍定痫；瘀阻脑络治以活血化瘀，息风通络；痰火扰神治以清热泻火，化痰开窍；心脾两虚治以补益气血，健脾养心；心神亏虚治以补益心肾，潜阳安神。凡现代医学之原发性、继发性癫痫可参照本章内容辨证论治。

本章收录了朱良春、何任、张学文等国医大师治疗本病的验方

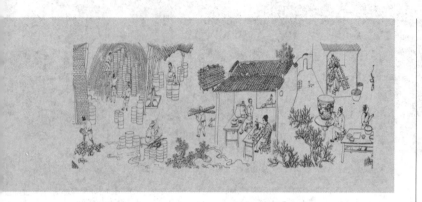

5 首。朱良春认为，痫病是痰瘀迷阻清窍之病，究其根本，痰、气、郁乃治癫之要点，常用化痰、理气、解郁之法；何任指出，本病以痰气郁结证多见，治宜理气化痰，安神定痫；张学文重视风阳升动、蒙窜脑络之病机，强调"无风不动痰"，多用平肝息风、止痫定痉的治法。

朱良春：加减顺气导痰汤

【组成】制半夏 15g，陈皮 10g，茯苓 15g，白矾 3g，郁金 15g，石菖蒲 10g，陈胆南星 10g，制香附 9g，炒枳壳 10g。

【功效】理气解郁，化痰定痫。

【主治】痫病。

【用法】每日 1 剂，水煎，分 2 次服。

【经验】癫痫是一种短暂性发作性脑系疾病，临床上可表现为眩晕、头涨重、咽窒胸闷、嗳噫或喉中痰鸣，或口黏而腻、泛恶、呃逆、呕吐痰涎、嗜睡或烦躁不眠。"痰"的体征还可见形体丰腴、掌厚指短、手足作胀、眼神呆滞、面色暗晦，或眼眶周围明显青暗、面部油垢异常，或光亮如涂油，手足心及前阴、腋下等处常见润湿，以及神志恍惚，或抑郁，或烦躁不宁，甚至昏厥、抽搐、口吐白沫，神志失常，舌体胖大、苔白腻如积粉，或灰腻而厚，脉沉或弦或滑或濡缓。以上辨痰的要点不必悉具，只要见其一二，即可采用治痰之法。

"加减顺气导痰汤"是仿前贤之法而不拘泥其方。历年来，朱老用此方愈癫疾者甚众。方中制半夏、陈皮、茯苓化痰祛湿，伍石菖蒲、陈胆南星化痰开窍，郁金活血通窍；气郁水结而成痰，故治痰宜先行气，用制香附、炒枳壳疏肝理气，以助化痰；更佐白矾，《本草纲目》谓其能吐下痰涎、燥湿解毒，加强消痰定痫之力。诸药相伍，使痰消气顺，则清窍安宁，癫痫自止。〔邱志济，邱江东，邱江峰. 朱良春治疗癫痫效方的临床应用和发挥［J］. 新中医，2004，31（4）：278；朱建华. 朱良春疑难医案选析［J］. 江苏中医，1994，15（6）：3-4〕

朱良春：涤痰定痫丸

【组成】炙全蝎60g，炙蜈蚣60g，炒僵蚕60g，广地龙60g，陈胆南星45g，川石斛45g，天麻45g，青礞石45g，天竺黄45g，炒白芥子30g，化橘红30g，石菖蒲30g。

【功效】息风定痫，涤痰通络。

【主治】成人痫病发作期。

【用法】研极细末，水泛为丸如绿豆大，每次3～5g，日服2次。

【经验】方中以大宗虫类药如全蝎、蜈蚣、地龙、僵蚕为主，化痰瘀、息肝风、定痉搐。其中蜈蚣一药"走窜之力最速，内而脏腑，外而经络，凡气血凝聚之处，皆能开之"；佐以青礞石、陈胆南星、天竺黄祛风痰、息风止痉；入天麻息风定惊，《日华子本草》谓其"补五劳七伤，通血脉，开窍"；炒白芥子、化橘红、石菖蒲豁痰开窍；川石斛更值得玩味，《本草纲目拾遗》云其"定惊疗风，能镇涎痰"，《本草再新》云其"安神定惊"，且能养阴益肾，可防止药性燥化，久服损伤胃阴之弊。全方研为细末，服用方便，有利于长期治疗。〔邱志济，邱江东，邱江峰.朱良春治疗癫痫效方的临床应用和发挥［J］.新中医，2004，31（4）：278；朱建华.朱良春疑难医案选析［J］.江苏中医，1994，15（6）：3-4〕

何 任：癫痫丸

【组成】天竺黄 15g，沉香 9g，天冬 60g，白芍 90g，茯神 120g，远志肉 60g（蒸熟），麦冬 60g（去心），炙甘草 18g，旋覆花 45g，苏子 60g，制香附 90g，姜半夏 30g，皂荚 60g（去黑皮，去子，炙酥），怀山药适量，朱砂适量。

【功效】理气化痰，安神定痫。

【主治】痫病之痰气郁结证。

【用法】将上药（除怀山药、朱砂外）研极细末，再将怀山药研细，以适量怀山药粉调药末，为糊丸，朱砂为衣。本方除不作煎剂外，还可作为散剂吞服或装胶囊或糯米纸包吞服。每服 9g，日服 1～2 次，温开水送服。

【经验】本方适用于痰气郁结的痫证。其辨证要点是：每因七情内伤而诱发，平素自觉胸胁胀满，情绪不宁，舌苔白腻或舌体胖大，脉弦滑。方中皂荚祛痰开窍；天竺黄除热养心，豁痰利窍；苏子、姜半夏下气豁痰。诸药合用，理气降逆，健脾化痰，安神定痫。〔程宝书，梁华.新编汤头歌诀四百首［M］.北京：中国医药科技出版社，2002，332〕

张学文：化痫止抽方

【组成】全蝎1只，蜈蚣2条，僵蚕10g，白附子10g，天竺黄10g，桃仁10g，天麻10g，钩藤20g，胆南星9g，法半夏12g，黄连6g。

【功效】息风定惊，化痰止痫。

【主治】痫病发作期。

【用法】每日1剂，水煎，分2次服。

【经验】对于痫证，张老推崇《临证指南医案》"痫病或由惊恐，或由饮食不节，或由母腹中受惊，以致脏气不平，经久失调，一触积痰，厥气内风，猝然暴逆，莫能禁止，待其气返然后已"的病机论述，重视风阳升动、蒙窜脑络之病机，提出"无风不动痰"观点。脑为清灵之窍，喜静谧而恶动摇，若情志不遂或因惊恐恼怒则肝气失其条达，气郁动风，或肝肾不足，阴不敛阳，虚风升动，风动痰升，风痰相搏，蒙窜脑络，发为癫痫。发作期治疗宜息风定惊、化痰止痫。

风痫来势急速、抽搐症状明显，为肝风上扰，药用全蝎、蜈蚣、僵蚕诸虫类药搜风止痉，并辅以天麻、钩藤平肝凉肝；佐白附子、天竺黄、胆南星、法半夏化痰开窍，桃仁活血化瘀，黄连清痰火，助清肝热。全方合而为功，共达息风化痰定痫之效。〔符文彬，孙景波.张学文教授从肝论治脑病经验介绍［J］.新中医，2004，36（5）：14-15〕

张学文：抗痫灵

【组成】煅青礞石 9g，生大黄 6g，白矾 3g，僵蚕 10g，郁金 12g，丹参、山楂各 15g，细辛 5g。

【功效】化痰泻浊，活血通窍。

【主治】痫病稳定期。

【用法】每日 1 剂，水煎，分 2 次服。

【经验】痫病多因痰、瘀留滞，每由多种诱因导致肝风上扰，夹痰瘀为患，故稳定期以治痰、化瘀为主。煅青礞石为君药，取其燥悍重坠之性，善能攻坠陈积伏匿之老痰；生大黄性苦寒，善荡涤实热，开痰火下行之路；僵蚕息风化痰止痉，配白矾增泻痰下浊之效；郁金、丹参、山楂活脑络而通神窍；使以细辛，擅走窍道，引诸药上行脑络。全方泻痰浊、通脑络，使痰瘀得消，浊邪化解，则痫病无由而作。〔符文彬，孙景波.张学文教授从肝论治脑病经验介绍〔J〕.新中医，2004，36（5）：14-15〕

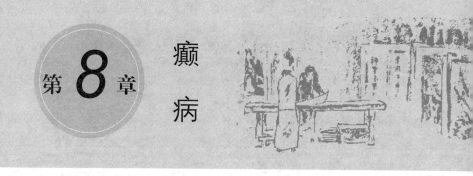

第8章 癫病

癫病是临床常见的一种精神疾病，常以沉默呆滞、精神抑郁、表情淡漠，或喃喃自语、语无伦次，或时悲时喜、哭笑无常、胡思乱想、多疑易惊、不思饮食为主要临床表现。病机初期以气滞、血瘀、痰浊较为突出，发展期以气虚、阳虚、阴虚为主。现代医学中抑郁症、强迫症、精神分裂症等出现本病症状表现者可以参考本章辨证论治。

本章收录了方和谦、李振华、李辅仁、何任、张琪、张学文、颜德馨等国医大师治疗本病的验方16首。方和谦认为，早期更年期抑郁症的病位在心、肝、肾，治宜养血解郁、和调气血、养心安神；李振华认为抑郁症的治疗原则是宜通不宜补，气郁是发病之本，宜用疏肝健脾、清心豁痰法，同时强调心理治疗；李辅仁认为老年性抑郁是脏腑疾病、气血不调及情志刺激的共同反应，其中以心、肝、脾受累为主，主要病机为气血运行紊乱，治宜平肝安神、健脾化痰；何任认为本病多为肝脾失调，气血凝滞，痰浊内阻，扰及神明而致，治疗重在疏肝理脾、行气化痰、活血化瘀；张琪认为

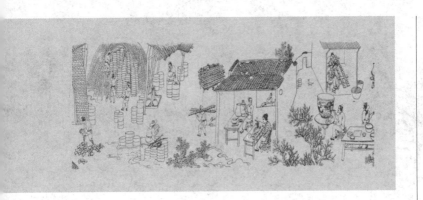

此病多痰浊扰于心神，肝郁气血不能调畅而成，善用豁痰、疏肝、活血等法；张学文认为，郁证多由肝气郁结，气滞血瘀所致，故当以疏肝活血为主，佐以行气解郁；颜德馨认为痰、瘀、郁为本病之源，其病位多在心、肝、胆三脏，治疗以调气活血、养心安神为主要治法。

方和谦：和肝汤合酸枣仁汤

【组成】党参 9g，茯苓 9g，炒白术 9g，炒白芍 9g，当归 9g，薄荷 5g（后下），柴胡 9g，香附 9g，紫苏梗 9g，炙甘草 6g，大枣 4 枚，酸枣仁 15g，川芎 9g，知母 9g。

【功效】养血解郁，和调气血，养心安神。

【主治】更年期抑郁症。

【用法】每日 1 剂，水煎，分 2 次服。

【经验】方老认为，早期更年期抑郁症的病位在心、肝、肾，病机属肝郁血虚或肝郁阴虚。但由于肝与脾胃的特殊关系，本病也经常涉及脾胃。方老在治疗本病时以养血疏肝为基本大法，在著名方剂逍遥散的基础上加入党参、香附、紫苏梗、大枣 4 味中药，既保留了逍遥散疏肝解郁、健脾和营之性，又加重了益气健脾、疏达理气之功，使其和中有补、补而不滞，取得了更加显著的临床疗效。和肝汤是柔补通调之剂，既养血又解郁，故可达和调气血、养心安神之目的。而张仲景名方酸枣仁汤已为现代实验研究证明，不仅具有镇静催眠作用，并具有抗焦虑效应。除用于治疗失眠症外，还用于以情绪或意识障碍为主要表现的神经精神疾病。

临床根据病情不同，经常需要辨证用药。若因心气虚而见心悸，加远志、浮小麦；心火上炎而见心烦加莲子；心阴虚而烦热失眠加白薇、竹茹；对于情绪郁闷的患者，方老常加入合欢花或郁金，他认为合欢花药性平和，不伤气血，能解郁安神，还能调和脾胃。方老在临床还特别注意对脾胃之气的调护，用药量轻、药性柔和。〔高剑虹.方和谦治疗早期更年期抑郁症经验［J］.中医杂志，2012，53（15）：1277-1278〕

李振华：清心豁痰汤

【组成】白术 10g，茯苓 15g，橘红 10g，清半夏 10g，香附 10g，郁金 10g，节菖蒲 10g，炒栀子 10g，莲子心 6g，小茴香 10g，乌药 10g，龙齿 18g，夜交藤 30g，合欢皮 18g，白蔻仁 10g，焦山楂、焦麦芽、焦神曲各 10g，知母 12g，甘草 3g，琥珀 3g，朱砂 1.5g。

【功效】疏肝理气，清心豁痰。

【主治】肝郁脾虚之脏躁。

【用法】共为细粉，每日 2 次冲服。

【经验】本方以香附、郁金、小茴香、乌药直入肝经，疏肝理气；白术、茯苓、橘红、清半夏健脾祛湿消痰，炒栀子、莲子心、知母、节菖蒲、龙齿、夜交藤、合欢皮清心肝之火，安神宁志，使火去不扰神明，而思维自安。头晕则加天麻、钩藤；时自汗出酌加麻黄根、浮小麦、牡蛎；咽干口苦加知母；恐惧甚者加琥珀、朱砂；心烦急躁甚者加淡竹叶、黄连。同时，在治法上以药物治疗和心理治疗并重，使肝气不再郁滞，其他脏器功能自可恢复。疏肝理气不宜用过于香燥之品，亦不宜纯用镇静抑制之剂。

通过临床观察，此方不仅对脏躁病效果显著，甚至比脏躁病发展更重的抑郁症，亦取得了满意的效果。因为抑郁症是肝气郁滞而引起的心神紊乱之病，同时李老非常重视古典医籍记载的"心病需要心药医"的治法，所以如属心理上的问题应及时规劝而解决，否则虽服药可见短时之效，但仍可复发。此即本病难以根治之原因。

李老认为，治疗本病应正确服药和心理疗法并重，不可轻视一方。

〔李郑生．李振华教授治疗脏躁病经验〔J〕．中医药学刊，2006，24（10）：1804-1805〕

李辅仁：天麻钩藤饮合安神定志丸加减

【组成】天麻 15g，丹参 20g，钩藤 15g，葛根 20g，炒远志 10g，牛膝 10g，知母 10g，珍珠母 30g，石菖蒲 10g，川芎 10g，酸枣仁 20g，茯苓 20g。

【功效】清心活血，平肝潜阳。

【主治】心肝火旺，瘀血阻滞之老年抑郁症。症见烦躁易怒，焦虑不安，头晕头痛，口干口苦，失眠梦多，记忆力低下，疑病恐病，舌质偏红或暗，脉弦。

【用法】每日 1 剂，水煎，分 2 次服。

【经验】此类患者素体禀赋多属阴不足、阳有余，或性格急躁，或诸病缠身，阴虚阳亢。李老此自拟方实从天麻钩藤饮、安神定志丸及酸枣仁汤化裁而来。天麻钩藤饮可平肝息风、清热安神，现取其主要药物天麻、钩藤、牛膝、茯苓、石决明（以珍珠母代）、夜交藤（以酸枣仁代），保其方义不变。安神定志丸则以养心安神、开窍定志为其主要功用，取方中茯苓、石菖蒲、远志、龙齿（以珍珠母代），并去人参，改用丹参，以减温燥之性，而有养血活血之功。另取酸枣仁汤全方，以清心除烦。方中还有一味葛根，可养阴生津，升清阳之气，与钩藤、珍珠母等相配，则升降有序，气机条达。综观全方，以清心火、平肝阳为主，兼以生津液、安心神。兼胸闷胸痛者，加佛手、郁金；兼多饮多食者，加天冬、麦冬；兼烦热汗出者，加浮小麦或五味子；兼咳嗽有痰者，加炙前胡、橘红；兼大便干结者，加瓜蒌；兼夜尿频多者，加益智仁、菟丝子。〔张剑.李辅仁治疗老年抑郁症经验［J］.中医杂志，2000，41（4）：208-209〕

李辅仁：归脾汤合二陈汤加减

【组成】生黄芪15g，当归10g，炒白术15g，茯苓20g，苏梗10g，半夏10g，陈皮10g，香附10g，天麻15g，远志12g，焦山楂、焦麦芽、焦神曲30g，石菖蒲10g，夜交藤20g。

【功效】疏肝解郁，健脾养心。

【主治】肝郁痰阻，心脾两虚之老年抑郁症。症见郁闷悲观，表情淡漠，行动迟缓，寡言少语，纳呆消瘦，嗳气叹息，健忘失眠，甚至有自杀欲念或实施自杀行动，舌质淡或暗、苔腻，脉沉或弦。

【用法】每日1剂，水煎，分2次服。

【经验】此类患者素体禀赋多属痰湿偏盛，脾胃不足，或性格内向，多思多虑，或多年患病，气血虚弱，治以疏肝解郁。如兼心慌气短者，加五味子、柏子仁；兼头晕耳鸣者，加葛根、川芎；兼脘腹胀满者，加青皮、木香；兼呕恶嗳气者，加竹茹、砂仁；兼便溏者，加苍术、炒薏苡仁；兼便结者，炒白术改为生白术，或加火麻仁、枳实；兼乏力肢软者，加大黄芪量，或加炒薏苡仁、狗脊；兼下肢水肿者，加猪苓、泽泻。〔张剑.李辅仁治疗老年抑郁症经验[J].中医杂志，2000，41（4）：208-209〕

何 任：经验方

【组成】桃仁 24g，大腹皮 10g，柴胡 10g，制香附 10g，木通 6g，赤芍 15g，清半夏 10g，陈皮 6g，青皮 6g，桑白皮 10g，紫苏子 10g，生甘草 6g，生大黄 4g。

【功效】行气活血宁心。

【主治】气血凝滞，扰及神明之抑郁症。

【用法】每日 1 剂，水煎，分 2 次服。

【经验】方中选用柴胡、青皮二味相伍，柴胡为疏肝解郁、条达情志之要药，青皮为行气破积、开壅导滞之上品，且一辛寒，一辛温，取其中和条达，走窜畅利，以顺其升发条达之性，清半夏、陈皮、桑白皮、紫苏子以降肺和胃，调畅气机，以有利于肝气的升发条达。许多恶态乃气血凝滞，脑气与脏腑气不接，如同做梦一样，因此治宜在疏肝解郁、调畅气机的同时，辅以活血化瘀，疏心脉，通脑络，净心醒脑，故何老在方中又配用了桃仁、赤芍、制香附，三味相伍，可逐血瘀、破气滞、通心脉、清脑窍。生大黄、木通相辅相成，既可攻积导滞，驱邪由二便而出，又可活血化瘀，通脉调经，使邪去正安，瘀去络通，其症自愈，但二药毕竟为攻逐之品，易伤正气，故何老在方中用量极轻。〔高尚社．国医大师何任教授治疗抑郁症验案赏析［J］．中国中医药现代远程教育，2013（4）：5-8〕

何 任：栀子豉汤合百合地黄汤、甘麦大枣汤化裁

【组成】焦山栀 10g，淡豆豉 15g，百合 30g，干地黄 20g，淮小麦 40g，生甘草 10g，红枣 30g，桃仁 10g，姜半夏 10g，苏梗 10g，桑白皮 10g，大腹皮 10g，陈皮 10g，青皮 10g。

【功效】安神定志，祛瘀化痰。

【主治】痰瘀互结，心神错乱之癫病。

【用法】每日1剂，水煎，分2次服。

【经验】本方为"虚烦不得眠、心中懊侬"的栀子豉汤与百合地黄汤及甘麦大枣汤同用。何老对于妇女更年期出现的心烦不眠、情志不舒等轻症，用方以甘麦大枣汤为主，偏阴虚潮热者，辅以百合地黄汤。此法用药平和，既有良好的疗效，又不以峻烈之剂损伤正气，值得临床医师借鉴。何老既应用了化痰的姜半夏，又使用了祛瘀润肠的桃仁，实际上是一剂祛瘀为主兼以化痰的"癫狂梦醒汤"。〔范雁沙．国医大师何任治疗精神类疾病经验〔J〕．中华中医药杂志，2011，26（1）：90-92〕

何 任：桃红四物汤加减

【组成】当归 10g，赤芍 20g，生甘草 10g，川楝子 10g，生地黄 20g，川芎 10g，枸杞子 10g，红花 6g，桔梗 9g，川牛膝 10g，焦山栀 10g，淡豆豉 10g，泽兰 15g，淮小麦 40g，红枣 30g。

【功效】活血化瘀。

【主治】气滞血瘀之郁证。

【用法】水煎服，每日 1 剂，每剂 2 煎，上下午分服。

【经验】本方以桃红四物汤为基本方进行化裁，使瘀血去、痰浊清。心主神明，肝主疏泄，若二脏功能正常，则精神失常症状随之化解。泽兰一味，根据何老多年临床经验分析，除了祛瘀作用之外，还有行气等特别的疗效，亦值得同道探究。〔范雁沙. 国医大师何任治疗精神类疾病经验［J］. 中华中医药杂志，2011，26（1）：90-92〕

何　任：导痰汤化裁

【组成】炙甘草 6g，远志 6g，野百合 12g，辰茯神 12g，淮小麦 30g，郁金 6g，陈胆南星 3g，姜半夏 9g，合欢花 12g，大枣 15g，琥珀多寐丸 3g。

【功效】导痰化浊，养心安神。

【主治】痰蒙心窍，心神失养之癫病。

【用法】每日 1 剂，水煎，分 2 次服。

【经验】本方治心中惴惴、多疑妄听之痰瘀扰心之证，以化痰祛瘀为法，以导痰汤导痰化浊为主，合甘麦大枣汤养心安神。〔陈永灿．国医大师何任治疗神志病经验拾零［J］．中医药通报，2011，10（1）：15-16〕

何 任: 癫狂梦醒汤合栀子豉汤、甘麦大枣汤化裁

【组成】苏子 10g，姜半夏 10g，桑白皮 10g，大腹皮 10g，陈皮 6g，焦山栀 10g，淡豆豉 10g，桃仁 10g，丹参 30g，青皮 6g，柴胡 10g，制香附 10g，当归 10g，生甘草 6g，淮小麦 40g，红枣 30g。

【功效】健脾益气，消痰解郁。

【主治】气郁痰火上扰。

【用法】每日 1 剂，水煎，分 2 次服。

【经验】本病由肝气郁结而起，脾失健运，痰浊内生，痰气郁结，郁久生痰，痰热迫血，瘀血内生，痰瘀气交阻，上扰清窍，迷乱心神。本方由 3 个经典方加减而成，癫狂梦醒汤化痰活血、理气解郁，配合栀子豉汤及甘麦大枣汤清心除烦、安神定志。〔陈永灿.国医大师何任治疗神志病经验拾零［J］.中医药通报，2011，10（1）：15-16〕

张　琪：礞石滚痰丸合癫狂梦醒汤加减

【组成】青礞石20g，黄芩15g，大黄10g，木香10g，柴胡15g，香附20g，青皮15g，半夏15g，陈皮15g，胆南星15g，石菖蒲15g，郁金15g，桃仁25g，赤芍20g，生龙骨25g，生牡蛎25g，甘草15g。

【功效】泻火豁痰，疏肝活血。

【主治】痰蒙心窍，气滞血瘀之癫病。

【用法】水煎服，每日1剂，早晚温服。

【经验】本病病机为肝气郁结，气滞血瘀，郁而化火，火邪灼津成痰，痰火蒙蔽清窍心窍，扰乱心神，为标实之证，为气血痰火交织，顽痰交痼之证，宗"祛邪方可安正"之训，治宜泻火豁痰开窍，疏肝行气，活血化瘀，重镇安神。本方用礞石滚痰丸合癫狂梦醒汤加减，礞石滚痰丸出自《玉机微义》，曰："通治实热老痰，怪证百病。"方中青礞石咸能软坚，质重沉坠，功专下气坠痰，兼可平肝镇惊，为治顽痰之要药；大黄荡涤实热，开痰火下行之路；黄芩苦寒泻火，清除痰火之源；木香代沉香行气化痰，取治痰先治气之意。四药合用，共奏泻火逐瘀之功，使痰火从大便而出。癫狂梦醒汤源自《医林改错》，主治气滞血瘀，痰浊蒙窍，气血不能顺接之癫狂。方中柴胡疏肝清肝，香附、青皮疏肝行气，半夏化痰开结、和胃降逆，陈皮理气健脾和胃，杜绝生痰之源，胆南星清化热痰，石菖蒲豁痰开窍醒神，郁金、桃仁活血化瘀，且郁金有清肝平肝之功。二方合用，共奏泻火豁痰、下痰开窍、疏肝行气、活血化瘀之功。〔江柏华.国医大师张琪教授治疗精神分裂症验案1则［J］.中医药通报，2011（3）：16-17〕

张 琪: 甘麦大枣汤合小柴胡汤化裁

【组成】小麦 20g, 甘草 25g, 红枣 5 枚, 柴胡 15g, 半夏 20g, 陈皮 15g, 苏子 25g, 赤芍 20g, 胆南星 15g, 郁金 15g, 石菖蒲 15g, 大黄 10g。

【功效】疏肝宁心, 活血化痰。

【主治】心气虚、肝气实之癫病。

【用法】每日 1 剂, 水煎, 分 2 次服。

【经验】经过大量实践, 张老发现其病多在心、肝二经, 心主神志, 肝主疏泄, 调畅气机, 长期忧思郁怒造成气机不畅, 肝失疏泄, 肝郁犯脾, 脾失健运, 痰涎内生, 以致气郁痰结, 气滞痰浊郁久化热伤阴, 导致心气阴两虚, 肝气血瘀滞, 加之痰热内扰则神明受阻, 气血不能通调, 出现神志异常, 张老临床观察癫病多见心气虚、肝气实, 痰浊瘀血、炎热扰于心神所致。在治疗上强调补气阴以宁心, 疏气活血, 清泄痰热, 以条达肝气之郁, 旨在使痰热除, 气血调畅, 心气复, 肝气疏, 则神自归舍而安。"心藏神, 神有余则笑不休"。张老体会, 神有余, 系指邪气盛, 即痰浊瘀血内扰于神明, 非生理之正常有余。阵笑不休, 乃为痰浊扰于心神; 时愤怒不能自控, 为肝郁气血不能调畅。二者脏腑相关, 内涵相互影响, 不能孤立看待。

〔孙元莹, 张海峰, 王暴魁. 张琪从痰瘀交阻治疗疑难病经验 [J].
辽宁中医杂志, 2007, 34 (1): 13-14〕

张　琪：柴胡加龙骨牡蛎汤加减

【组成】柴胡20g，龙骨20g，牡蛎20g，黄芩15g，大黄10g，茯苓15g，半夏15g，桂枝15g，石菖蒲15g，甘草10g，生姜10g。

【功效】疏泄肝胆，化痰醒神。

【主治】精神分裂症。

【用法】每日1剂，水煎，分2次服。

【经验】张老认为精神分裂症纯虚纯实者均属罕见，大多寒热交织，虚实夹杂，故常采用柴胡加龙骨牡蛎汤，通补兼施，寒温并用。明代张景岳云："癫狂二证，皆由情志过度……皆属火炽痰壅，但有缓急之分耳。"心藏神，为精神之所舍，火炽痰壅，扰乱神明，则发狂为急；痰热痹阻神明失用则发癫而缓。故用柴胡、黄芩、大黄疏泄肝胆郁热；桂枝、半夏以温阳化痰醒神；龙骨、牡蛎以镇惊安神。尤以甘草、桂枝益气通阳，不仅有助于化痰利湿，还能振奋心阳以起神用。诸药相伍，散与敛、通与补、温与清共熔于一方之中，郁热清而痰湿除，闭阻解而神用复，浮神敛而惊悸安。〔王祥生，崔承林，杨阿民.神志病古今名家验案全析［M］.北京：科学技术文献出版社，2010，156〕

张 琪：越鞠丸化裁

【组成】川芎 15g，苍术 15g，焦栀子 15g，神曲 15g，胆南星 15g，香附 20g，郁金 20g，石菖蒲 15g，半夏 15g，桃仁 30g，柴胡 20g，紫苏子 15g，甘草 25g，小麦 50g，红枣 10 枚，百合 30g，生地黄 20g。

【功效】疏气活血，化痰开窍，益气阴，养心脾。

【主治】强迫症。

【用法】每日 1 剂，水煎，分 2 次服。

【经验】张老发现，西医诊断为强迫症，临床大多相当于中医学"郁证"，往往得之于所欲未遂，忧虑成疾。肝主疏泄，性喜条达，忧思郁虑、愤懑恼怒等精神刺激，均可以使肝失条达，气机不畅，以致肝气郁结，气为血之帅，气行则血行，气滞则血瘀，气郁日久，血行瘀滞，则导致瘀血阻滞，气郁日久化火则伤阴，气郁日久津液运行不畅，停聚于脏腑经络，凝聚成痰，"百病多由痰作祟"，则往往变证百出。肝郁气滞为本，血瘀痰浊阻滞为标，本虚标实。治疗一面疏气活血化痰，以条达肝气之郁；一面又须补养心脾，宁神益志。前者用癫狂梦醒汤、越鞠丸化裁，后者用甘麦大枣汤、百合地黄汤以益心脾气阴，肝郁症状严重加郁金、枳实；痰多加胆南星；痰热症状明显可酌加青礞石或大黄泄其瘀热；惊恐不安明显可加珍珠母、琥珀、生龙骨、生牡蛎、磁石。药味组成均针对病机有的放矢，看似药味较多，实则配伍严谨，多而不滥，为大方复方之特点。〔李剑颖，赵丹丹，杨建宇. 国医大师验案良方·心脑卷［M］. 北京：学苑出版社，2010，317-318〕

张学文：柴胡疏肝散化裁

【组成】柴胡12g，麦芽12g，白芍10g，川芎10g，香附10g，枳壳10g，郁金10g，三棱10g，延胡索10g，丹参15g，焦山楂15g，甘草3g。

【功效】疏肝活血。

【主治】气滞血瘀之郁证。

【用法】每日1剂，水煎，分2次服。

【经验】方中柴胡、香附、郁金疏肝解郁为主药；川芎、三棱、丹参活血兼可行气，又可止痛；白芍敛肝阴；枳壳理脾气；焦山楂、麦芽消导健胃，又疏肝活血；甘草调和诸药。该方重在疏肝活血，兼可敛阴止痛，对肝气郁结较重，甚至气滞血瘀为病者效果较好。

〔李剑颖，赵丹丹，杨建宇.国医大师验案良方·心脑卷〔M〕.北京：学苑出版社，2010，321〕

颜德馨：柴胡加龙骨牡蛎汤加减

【组成】柴胡 9g，龙骨 30g（先煎），牡蛎 30g（先煎），柏子仁 9g，酸枣仁 9g，川芎 9g，枳壳 6g，川楝子 9g，赤芍 9g，绿萼梅 4.5g，黄连 3g，青皮 6g，栀子 9g。

【功效】疏肝安神。

【主治】肝血亏虚、心神不安之癫病。

【用法】每日 1 剂，水煎，分 2 次服。

【经验】情志抑郁，肝失疏泄，气机不畅，气滞血瘀，瘀阻心脉，心失所养见胸闷心悸，时作时休，颜老予疏肝安神并加以心理疏导。柴胡加龙骨牡蛎汤原是仲景为治疗误下后烦惊、谵语而设，全方散与敛、通与补、温与清共于一炉，法度严谨，配伍巧妙。对情志病的治疗，颜老常喜用之，只要脉证相符，效如桴鼓。〔魏铁力.颜德馨教授治疗情志病的经验〔J〕.辽宁中医杂志，1992（2）：11-15〕

颜德馨：血府逐瘀汤化裁

【组成】黄连3g，石菖蒲9g，柴胡6g，赤芍9g，桃仁9g，红花9g，牛膝6g，枳壳6g，桔梗4.5g，川芎9g，生地黄12g，丹参15g，生甘草3g。

【功效】脑络瘀阻之癫病。

【主治】活血化瘀，静心醒脑。

【用法】每日1剂，水煎，分2次服。

【经验】本病的病机关键是内有瘀血，心脉瘀滞，脑络瘀阻，神明不主，治宜活血化瘀、静心醒脑，故颜老选用血府逐瘀汤化裁，使泻中有养，攻中宜补，走上、畅中、调下，可活血化瘀，引血下行，静心醒脑。方中又配用了黄连、石菖蒲、生甘草，三药相伍既可清心泻火，安神定志，又可化痰开窍，醒脑安神，心火得清，痰浊得除，清窍畅利，其症自愈。全方辛香走窜，温和滑利，用量轻微，清灵活泼，顺应肝木升发条达之性，则肝病可痊。〔高尚社.国医大师颜德馨教授治疗抑郁症验案赏析［J］.中国中医药现代远程教育，2012，10（23）：3-5〕

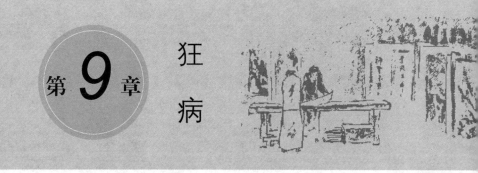

第 **9** 章 狂病

　　狂病指以精神亢奋、躁狂不安、喧扰不宁、动而多怒、毁物打骂为临床特征的神志性疾病。本病多因先天禀赋不足，继受恼怒惊恐，或五志过极，痰火扰心所致，以实证居多，病位多在神机，与心、脾、肝、胆密切相关，肝火过旺，影响及脾，脾气不伸，运化无权，痰浊内生，痰火交结，郁于胸膈，上扰神明，蒙蔽清窍而发病。其治疗以降火豁痰治其标，调理阴阳恢复神机治其本为基本原则。现代医学之躁狂症和精神分裂症所致的精神运动性兴奋症状群可以参考本章辨证论治。

　　本章收录了国医大师张琪、颜德馨治疗本病的验方 6 首。张琪认为狂证大多由痰火扰心、瘀血内阻所致，擅以泄热涤痰、活血逐瘀等法治疗，屡用屡验；颜德馨认为情志病多从瘀郁探究病源，常用活血化瘀、疏肝理气之法。

张 琪: 礞石滚痰丸合增液汤

【组成】礞石20g，大黄10g，黄芩15g，沉香15g，生地黄20g，麦冬20g，玄参20g，甘草10g。

【功效】泄热涤痰，宁心安神。

【主治】痰热扰心、神失所主之狂病。

【用法】每日1剂，水煎，分2次服。

【经验】张介宾曰:"狂证多因于火，或谋为失志，或思虑郁结，屈无所伸，怒无所泄，以致肝胆气逆，木火合邪……故当以治火为先，或痰或气，察其微甚而兼治之。"张老吸取先贤治狂之经验，标本缓急，用之得法。先以礞石滚痰丸泄其热而攻其痰，痰热下则神志安;因伤津大便不通，余热不清，故在运用礞石滚痰丸泄热涤痰之时，辅以增液汤以滋阴泄热通便。〔陈锐.张琪癫狂治验［J］.中国社区医师，2012（40）：21〕

张　琪：桃核承气汤加减

【组成】桃仁 30g，大黄 20g，桂枝 15g，牡丹皮 20g，玄明粉 15g（冲服），赤芍 15g，甘草 15g。

【功效】清热泻下，活血逐瘀。

【主治】瘀血闭阻胞宫之狂病。

【用法】每日 1 剂，水煎，分 2 次服。

【经验】妇人嗜欲多而感情易动，情志多郁，故多肝气不舒，甚则可见瘀血经闭。张老认为情志不遂可致经闭，反之经闭也可导致神志之变异，所以治疗妇人神志病，调理月经是一个不可忽视的因素。因情志久郁闭经而致瘀血闭阻胞宫，久而化热，实热与瘀血内结，故少腹硬满拒按；血不得下，热不得泄，循冲任上扰神明，故神志不宁，狂躁不安，临床遇此类患者，张老投桃核承气汤加味多效。〔陈锐. 张琪癫狂治验［J］. 中国社区医师，2012（40）：21〕

张 琪：癫狂梦醒汤加减

【组成】桃仁 30g，赤芍 20g，香附 10g，青皮 10g，半夏 10g，柴胡 15g，陈皮 15g，大腹皮 15g，桑白皮 15g，苏子 15g，甘草 5g。

【功效】活血化瘀，行气醒神。

【主治】气机不畅、瘀血内阻之狂病。

【用法】每日 1 剂，水煎，分 2 次服。

【经验】方中重用桃仁、赤芍活血化瘀，柴胡、青皮、陈皮、大腹皮、桑白皮、苏子理气以助行血，香附行气，又可调经止痛，半夏化痰开郁，甘草调和药性。诸药合用，共奏祛瘀安神之效。〔赵德喜.张琪教授以古方治疗神志病验案 3 则〔J〕.新中医，2008，40（6）：117-118〕

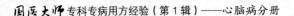

张　琪：经验方

【**组成**】礞石25g（碎），大黄、黄芩、沉香、茯神各15g，远志10g。

【**功效**】涤痰泄热宁心。

【**主治**】痰热扰心之狂病。

【**用法**】每日1剂，水煎，分2次服。

【**经验**】方中礞石燥悍重坠，攻逐顽痰，大黄泄热，开痰火下行之路，黄芩清心泻火，沉香降泄下气，以助攻逐痰热，亦应治痰必先利气之理，茯神、远志养心安神。诸药合用，可达泻火逐痰、宁心安神之效。〔葛红颖，耿焱.张琪教授治疗神志病经验〔J〕.陕西中医，2007，28（8）：1056-1057〕

张 琪: 礞石滚痰丸合柴胡加龙骨牡蛎汤加减

【组成】代赭石 30g，珍珠母 30g，龙骨 30g，牡蛎 20g，石菖蒲 20g，姜半夏 20g，枳实 15g，胆南星 15g，熟地黄 20g，山茱萸 20g，石斛 20g，麦冬 15g，五味子 15g，远志 15g，肉苁蓉 15g，巴戟天 16g，炮附子 10g，桂枝 10g，青礞石 20g，甘草 15g，大黄 10g，黄芩 10g。

【功效】涤痰醒神，益心补肾。

【主治】气滞血瘀、痰瘀互结之狂病。

【用法】水煎服，每日 1 剂，早晚温服。

【经验】癫狂为临床常见的精神失常疾病，多为气郁痰结，气血凝滞，五志化火，痰随火生，痰、瘀、热三者互结，上扰清窍，神明昏乱，治宜疏肝解郁，豁痰化瘀，清心化火，醒神开窍，补肾健脑，张老常用礞石滚痰丸合柴胡加龙骨牡蛎汤加减。方中逐痰要药虽为青礞石，但大黄也是必用之品，伍黄芩等清热泻下之药涤除肠垢痰火，方可使伏匿胶固之老痰从大便而出。柴胡加龙骨牡蛎汤有和解清热、镇惊安神之功。方中还加入胆南星、珍珠母、代赭石疏肝解郁，豁痰化瘀，清心化火。张老用本方治疗精神失常类疾病的辨证要点在于神迷志乱，不能自持。对于顽痰、痼痰重用青礞石、代赭石重坠化痰下痰之品。精神类疾病又多与主血脉之脏心、藏血之脏肝、诸神之会脑关系密切，故张老非常重视理气化痰、活血祛瘀的作用，常常加入桃仁、丹参等活血化瘀之品。〔潘洋，冯洁，张琪. 张琪治疗癫狂验案 1则〔J〕. 中医杂志，2013，54（15）：1276-1277〕

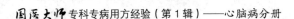

颜德馨：血府逐瘀汤加减

【组成】柴胡4.5g，生地黄12g，桃仁9g，赤芍9g，鲜菖蒲9g，枳壳4.5g，桔梗4.5g，生甘草3g，红花9g，牛膝4.5g，当归6g，磁朱丸9g（另吞）。

【功效】活血祛瘀，镇心安神。

【主治】气郁不伸，郁而化火，君火夹瘀，蒙蔽神明之狂病。

【用法】每日1剂，水煎，分2次服。

【经验】气郁不伸，郁而化火，君火夹瘀，蒙蔽神明所致狂证，用血府逐瘀汤合磁朱丸，活血化瘀，镇心安神。因心主血，主神明，神志病变与血相关。〔王祥生，崔承林，杨阿民.神志病古今名家验案全析［M］.北京：科学技术文献出版社，2010，207〕

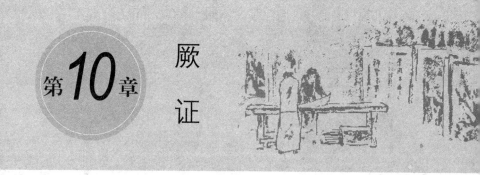

第10章 厥证

　　厥证是由多种原因引起的，以气机逆乱，升降失调，气血阴阳不相接续为基本病机，以突然昏倒，不省人事，或伴有四肢逆冷为主要临床表现的一种急性病证。病情轻者，一般在短时内苏醒，醒后无偏瘫、失语及口眼歪斜等后遗症；但病情重者，则昏厥时间较长，甚至一厥不复而导致死亡。厥证乃危急之候，当及时救治为要，醒神回厥是主要的治疗原则，但具体治疗又需分清虚实，实证宜开窍、化痰、辟秽而醒神，虚证宜益气、回阳、救逆而醒神，厥醒之后应注意调理善后，治疗原有病证。现代医学中的休克、中暑、低血糖性昏迷，以及精神神经性疾病等出现厥证表现者，均可参照本章辨证论治。

　　本章收录了邓铁涛、任继学、李玉奇、何任、张琪、张学文、张镜人、周仲瑛、班秀文、郭子光、路志正、颜德馨等国医大师治疗本病的验方25首。邓铁涛以益气温阳为主，化痰活血为辅治疗心源性休克；任继学以破血化瘀、泄热醒神、豁痰开窍为原则，采用高位灌肠法救治出血性中风急性期神志昏蒙者；李玉奇认为中风的

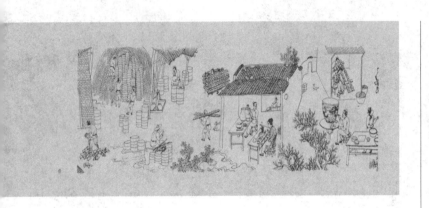

中医抢救重在清火豁痰，不宜针刺和其他外治法，宜清火化痰息风，降低脑压，使溢血渐止；何任配甘麦大枣汤治疗尿厥；张琪将中风中脏腑分为阳闭、阴闭和脱证，分别治以涤痰清热开窍、辛温豁痰醒神和回阳救脱；张学文对充血性心力衰竭而致的厥脱治以扶正活血利水法；张镜人将昏迷分为热传心包、湿热蒙蔽、阳明热结、热毒熏蒸、邪入厥阴、阴闭、阳闭、亡阳证等证而辨证施治，而且强调服药方法应侧头位缓缓灌服，或鼻饲；周仲瑛将厥证分为热厥和寒厥，分别治以清热（解毒）宣郁、回阳救逆；班秀文以益气养阴、柔肝宁神法治郁厥，对临交惊厥在辨证基础上尤重补肾，常用菟丝子、淫羊藿；郭子光用药重在益气通阳，佐以养阴生津；路志正从肺肾入手，标本兼治；颜德馨认为病态窦房结综合征所表现的脉象如沉、迟、涩、结、代等当属通脉四逆汤证，方用通脉四逆汤能峻补阳气，逐寒通脉。

邓铁涛：温阳通络汤

【组成】吉林参 15g（另炖，兑服），当归 15g，白术 15g，茯苓 15g，党参 30g，熟附子 10g，法半夏 10g，竹茹 10g，枳壳 6g，橘红 6g，炙甘草 6g。

【功效】温阳益气，健脾化痰通络。

【主治】心源性休克。

【用法】每日 1 剂，水煎，分 2 次服。

【经验】心源性休克属于"真心痛"范畴。治疗上以益气温阳为主，化痰活血为辅。方中以吉林参甘温益气，大补元气；熟附子温振心阳；重用党参，合茯苓、白术、甘草乃四君子汤，益气健脾；法半夏、橘红、茯苓、枳壳、竹茹为温胆汤加减；当归活血补血，活血而不伤正。〔张敏州.邓铁涛教授以温阳益气法救治急性心肌梗死并心源性休克 1 例报告〔J〕.新中医，2007，37（5）：85〕

邓铁涛：中满分消丸

【组成】黄芪25g，茯苓皮30g，葶苈子12g，白术12g，泽泻15g，党参15g，大枣15g，麦冬15g，石斛20g，桃仁10g，红花6g，炙甘草6g，砂仁6g（后下）。

【功效】清热利湿，攻下逐水。

【主治】顽固性心力衰竭。

【用法】每日1剂，水煎，分2次服。

【经验】邓老认为，难治性或顽固性心力衰竭一般指经过常规抗心衰治疗但疗效不佳或继续恶化者，临床上常有显著水肿，甚至出现各浆膜腔积液，用利尿剂效果不明显或无效，对洋地黄类药物耐受性差，极易出现中毒表现。本方诸药相合，可使湿热浊水从脾胃分消，使热清、水去、气行、中满得除。〔李松.邓铁涛教授治疗顽固性心衰验案1则［J］.新中医，2004，36（5）：16〕

任继学：经验方

【组成】大黄 10g（后下），赤芍 10g，地肤子 15g，胆南星 3g，赤茯苓 15g，生蒲黄 15g，地龙 15g，竹沥拌郁金 15g，石菖蒲 15g，羌活 15g，羚羊角 10g。或酒大黄 7g，烫水蛭 5g，生蒲黄 15g，枳实 10g，厚朴 15g，车前子 15g，羌活 10g，地龙 15g，朴硝 5g。

【功效】破血化瘀，泄热醒神，豁痰开窍。

【主治】出血性中风急性期见神志昏蒙者。

【用法】每剂两煎，高位灌肠，每次 100mL，2 小时 1 次，以大便通为度。

【经验】任老提出出血性中风的急性期应以通为主，新暴之病，必宜"猛峻之药急去之"，邪去则通，故治法必以"破血化瘀、泄热醒神、豁痰开窍"为指导临床急救用药准绳，故给予破血化瘀通腑之品高位灌肠。思其取灌肠之由有二：一者，患者神志不清，不易进药，且容易误吸延误治疗时机；二者，可使药物直达病所，使通腑泄热之品更快、更佳发挥功效。〔兰天野 . 国医大师任继学教授治疗急性脑出血验案赏析［J］. 中国中医药现代远程教育，2012，11（15）：100-101〕

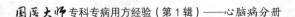

李玉奇：清火化痰方

【组成】真牛黄 2g，真麝香 1g，珍珠 10g，安宫牛黄丸 2 丸。

【功效】清火化痰息风。

【主治】中风见神志昏蒙者。

【用法】诸药兑水研为汁状，鼻饲，日 2 次。

【经验】卒中不省人事，体温随即上升，脉来洪大有力，高热大汗出，汗出热不退，切忌发汗、泻下，勿投小续命汤类药。须知高热不退，每因脑出血而引起。中西医结合治疗优于单一疗法。中医抢救重在清火豁痰，不宜针刺和其他外治法。本方能清火化痰息风，降低脑压，使溢血渐止。方中牛黄清心泻火，麝香芳香化浊，珍珠消肿与安宫牛黄丸相辅相成而达到止血和加速瘀血吸收的目的。若溢血部位适以药物取效，此法每每奏效。若神昏渐醒，高热渐退，脉来由有力变无力，如有抢救空间，尚可进一步施方。〔李玉奇.中国百年百名中医临床家丛书·李玉奇［M］.北京：中国中医药出版社，2001，22〕

何　任：四逆散合甘麦大枣汤合百合地黄汤

【组成】柴胡 9g，枳实 9g，白芍 15g，炙甘草 9g，浮小麦 40g，红枣 30g，百合 15g，干地黄 15g。

【功效】疏畅气机，安脏宁神。

【主治】尿厥证。症见小便时突然昏厥，2～4 分钟后自行苏醒。每次发作醒后，欲呕而吐不出，头涨昏，疲乏，平时易紧张，苔黏腻，脉弦细。

【用法】每日 1 剂，水煎，分 2 次服。

【经验】四逆散为疏和透达之名方，原系《伤寒论》治疗少阳病四逆证，后世则常用于肝胃气滞、阳郁厥逆之证。何老认为该病病机为气机逆乱，脏气失于安和，阴阳之气不相顺接，厥而为患。治宜疏畅气机，安脏宁神。故以四逆散疏畅气机、调和阴阳为主，方中柴胡入肝胆经，升发阳气，疏肝解郁，透邪外出；白芍敛阴养血柔肝；佐以枳实理气解郁，泄热破结；使以甘草调和诸药，益脾和中；合甘麦大枣汤、百合地黄汤以安脏宁神。气机舒展，脏气安和，阴阳相济，尿中昏厥自可愈解。〔金国梁．何任教授学术经验及临证特色撷英（续）〔J〕．浙江中医学院学报，1997，21（4）：1-2〕

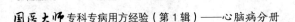

张　琪：涤热醒神汤加味

【组成】半夏15g，胆南星15g，橘红15g，石菖蒲15g，郁金15g，黄芩15g，生地黄25g，寸冬20g，玄参20g，生大黄15～20g，芒硝15g，水蛭10g，三七10g。

【功效】涤痰清热，通腑泻浊，祛瘀开窍。

【主治】中风中脏腑之阳闭证。症见猝然昏倒，神志不清，半身不遂，口眼歪斜，牙关紧闭，两拳握固，大便不通，面红溲赤，烦热气粗，痰声曳锯，发热，血压偏高，舌绛干，苔黄腻，脉弦滑或弦数有力。

【用法】每日1剂，水煎，分2次服。

【经验】本方适用于中风中脏腑（多为脑出血），辨证属于痰热内阻、腑实不通、清窍闭塞之阳闭证。方中半夏、胆南星、橘红化痰，黄芩清热，石菖蒲、郁金开窍，生地黄、寸冬、玄参滋阴清热，生大黄、芒硝通腑泻浊，三七、水蛭活血止血。诸药相伍，共奏化痰清热、通腑泻浊、祛瘀开窍之效。此外，开窍常配合安宫牛黄丸1丸，每隔4～6小时鼻饲或灌肠1次。若抽搐加全蝎5g，蜈蚣1条。

〔张琪.全国著名老中医临床经验丛书·张琪临床经验辑要［M］.北京：中国医药科技出版社，1998，97-101〕

张　琪：导痰汤加味

【组成】清半夏 20g，陈皮 15g，茯苓 20g，甘草 10g，枳实 15g，竹茹 15g，石菖蒲 15g，胆南星 15g，郁金 15g，水蛭 10g，泽泻 15g。

【功效】辛温开窍，豁痰醒神。

【主治】中风中脏腑之阴闭证。症见神志不清，半身不遂，口眼歪斜，痰声辘辘，静而不烦，四肢不温，面白唇紫，舌苔白腻。

【用法】每日 1 剂，水煎，分 2 次服。

【经验】本法适用于中风中脏腑，辨证属于寒痰郁结，扰于心神，窍络闭阻（阴闭）者。方中以导痰汤豁痰开窍，痰除窍开则神志自然苏醒。加入水蛭意在活血通窍，瘀去则神方能清。加泽泻利湿以消除脑水肿，此为辨病用药之意。临证常配合苏合香丸，辛香、透达以助开窍之力，用量宜大，每次可服 2.5g 重药丸 3～4 丸，4～6 小时 1 次，量少则药力不逮。但中病即止，以神清为限。〔张琪.全国著名老中医临床经验丛书·张琪临床经验辑要［M］.北京：中国医药科技出版社，1998，97-101〕

张　琪：参附汤加减

【组成】红参15g，麦冬15g，五味子15g，附片10g，生龙骨50g，生牡蛎50g。

【功效】益气养阴，回阳救脱。

【主治】中风中脏腑之脱证。症见神志昏聩、半身不遂、四肢厥冷、手撒遗尿、大汗淋漓、呼吸微弱、脉细数等。

【用法】每日1剂，水煎，分2次服。

【经验】本法适用于中风中脏腑，辨证属气阴欲绝，阳气欲脱者，此属阴阳离决之证，诚为危候。方中生脉饮益气救阴，附片回阳救逆，强心固脱，生龙骨、生牡蛎敛汗固阴。〔张琪.全国著名老中医临床经验丛书·张琪临床经验辑要［M］.北京：中国医药科技出版社，1998，97-101〕

张学文：生脉散合参附龙牡汤加减

【组成】人参 10g，麦冬 10g，五味子 6g，制附子 10g（先煎），龙骨 30g，牡蛎 30g，枳实 10g，茯苓 30g，泽泻 15g，猪苓 10g，车前子 10g。

【功效】益气回阳，固脱救逆。

【主治】充血性心力衰竭变证，厥脱。

【用法】每日 1 剂，水煎，分 2 次服。

【经验】张老认为，在本病的病理演变过程中，因心血瘀滞，不仅可以导致其他脏腑失于血养而功能减退，气更虚，血更瘀，水湿更盛，水湿壅塞经脉则血脉壅滞而不畅。如此，瘀水互结，形成恶性循环，导致诸脏衰竭，危及生命。本方人参甘温，益元气，麦冬甘寒养阴，五味子酸温生津，一补一润一敛，使气复津生，气充脉复，配以附子回阳救逆，补火助阳，龙骨、牡蛎固脱，再加茯苓、泽泻、猪苓、车前子利水。张老认为充血性心力衰竭属中西医公认的难治病，无论证情如何变化，总是虚实夹杂，只有坚持扶正活血利水和长期治疗，方能控制病情发展，防止恶化。〔刘绪银 . 益心化瘀利水治疗充血性心力衰竭〔J〕. 中国中西医肿瘤杂志，2011，1（1）：115-116〕

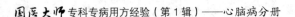

张镜人：清宫汤合紫雪丹加减

【组成】广犀角粉 6g，玄参心 9g，莲子心 3g，连翘心 9g，竹叶卷心 6g，金银花 12g，炙远志 4.5g，紫雪丹 6g。

【功效】清心开窍，平肝息风。

【主治】昏迷之热传心包证。

【用法】每日 1 剂，水煎 2 次，侧头位缓缓灌服，或鼻饲。广犀角粉、紫雪丹分 2 次冲入。

【经验】昏迷之热传心包证多由温邪内陷，神明被蒙所致。心络受邪，清窍堵闭，故治以清心开窍，平肝息风，以清宫汤合紫雪丹加减主之，方中广犀角粉、玄参心清心解毒养阴；金银花、连翘心、竹叶卷心清心热；莲子心、玄参心补养心肾之阴，再加炙远志安神。诸药合用，共奏清热养阴之功。玄参、莲子、连翘、竹叶卷皆用其心，意取同类相投，心能入心，即以清心热，补肾水。另加紫雪丹清热开窍。若痰浊夹热，昏聩不语，加鲜菖蒲 3g，广郁金 9g，天竺黄 5g，陈胆南星 3g；热入营分，肌肤斑疹，加紫草 9g，赤芍 15g，牡丹皮 9g；四肢抽搐，加生石决明 15g（先煎），钩藤 9g（后下）。

〔张镜人.昏迷的证治〔J〕.中医杂志，1981（7）：55-57〕

张镜人：三仁汤合菖蒲郁金汤加减

【组成】白杏仁 9g，白蔻仁 3g，生薏苡仁 12g，制半夏 5g，淡竹叶 5g，通草 5g，飞滑石 9g（包煎），鲜菖蒲 3g，广郁金 9g，连翘 9g，玉枢丹 1.5g。

【功效】宣气畅中，化湿清热。

【主治】昏迷之湿热蒙蔽证。

【用法】每日 1 剂，水煎 2 次，侧头位缓缓灌服。玉枢丹 1.5g 分 2 次兑入。

【经验】湿乃黏腻之邪，温属氤氲之气，两者蕴结中焦，心神坐困于浊邪，意识常似明若昧，呼之有时能应，这与热传包络的昏迷殊不相同，芳开易引邪入里，凉润又遏邪不达，俱非所宜。吴鞠通制三仁汤宣展气机，气化则湿热亦化，胸廓清旷，不治其昏而神情可获爽慧。但热蒸湿罨，痰浊必多，还需用菖蒲、郁金及玉枢丹祛痰涤浊。方中白杏仁苦辛，宣利上焦肺气，气化则湿化，白蔻仁芳香化湿、行气、调中，生薏苡仁甘淡，渗利下焦湿热、健脾，三仁合用，能宣上、畅中、渗下而具清利湿热、宣畅三焦气机之功。配制半夏辛开苦降，化湿行气，飞滑石、淡竹叶、通草甘寒淡渗，利湿清热，连翘、广郁金清心，玉枢丹化痰开窍。〔张镜人. 昏迷的证治［J］. 中医杂志，1981（7）：55-57〕

张镜人：大承气汤合凉膈散加减

【**组成**】生大黄9g（后下），玄明粉9g（冲服），川朴5g，枳实5g，黄芩9g，连翘9g，山栀9g。

【**功效**】凉膈通腑，泄热存阴。

【**主治**】昏迷之阳明热结证。

【**用法**】每日1剂，水煎2次，侧头位缓缓灌服，或鼻饲。

【**经验**】伤寒阳明腑证，或温热入胃，燥实内结，都会引起神昏谵语，笑妄痉厥。治疗要急下存阴，绝非芳香开窍而能奏效。诚如《温病条辨》所谓："有邪在络居多，而阳明证少者，则从芳香……有邪搏阳明，阳明太实，上冲心包，神迷肢厥，甚至通体皆厥，当从下法。"惟伤寒下不嫌迟，必待化热屎燥，始可议下。温多兼秽，蕴阻阳明，症见识乱神迷，发痉撮空，阳明之邪，仍假阳明为出路，亦宜凉膈撤热，参合承气通降，热退则神识自清。方中生大黄苦寒通降，泄热通便，涤荡胃肠实热积滞，玄明粉咸寒润降，泄热通便，软坚润燥，佐以川朴下气除满、枳实行气消痞。再配连翘、黄芩清上、中焦之热，山栀通泻三焦。湿热结聚，发痉笑妄，去川朴、枳实，加生甘草3g，鲜竹叶30片，鲜芦根2支（去节）。

〔张镜人．昏迷的证治［J］．中医杂志，1981（7）：55-57〕

张镜人：犀角地黄汤加减

【组成】广犀角 15g（先煎），鲜生地黄 30g，赤芍、白芍各 9g，牡丹皮 9g，连翘 9g，生蒲黄 9g（研末，分 2 次冲入），荷叶 9g，安宫牛黄丸 2 粒。

【功效】凉血祛瘀，清热醒神。

【主治】昏迷之热毒熏蒸证。

【用法】每日 1 剂，水煎 2 次，侧头位缓缓灌服，或鼻饲。安宫牛黄丸分 2 次研末调入。

【经验】热毒熏蒸多由湿热邪毒壅遏所致。热毒燔灼厥阴，逼乱心神，木火升腾，胆液泄越，故临床表现为壮热昏谵，全身黄疸。络损血溢，故衄血、便血。《诸病源候论》因黄发血候，曰："此由脾胃大热，热伤于心，心主于血，热气盛，故发黄而动血。"《疫疹一得》曰："心主神，心静则神爽，心为烈火所燔，神自不清，谵语所由来矣。"肝阳化风，故两手震颤。舌苔黄、质绛，示湿重热淫。脉细弦数，示火旺阴伤。故以犀角地黄汤加减，方中广犀角、连翘凉血清心而解热毒，使火平热降，毒解血宁；鲜生地黄凉血滋阴生津，以助广犀角清热凉血，又能止血，同生蒲黄共同复已失之阴血。佐赤芍、牡丹皮、荷叶以清热凉血。再配安宫牛黄丸，清热解毒，镇惊开窍。若全身黄，加茵陈 30g（后下），焦山栀 9g，生大黄 9g（后下）；衄血，加土大黄 15g，茜草 15g；便血，加侧柏叶 15g，地榆炭 9g。〔张镜人．昏迷的证治［J］．中医杂志，1981（7）：55-57〕

张镜人：三甲散加减

【组成】柴胡9g，地鳖虫3个（和酒少许），醋鳖甲15g，穿山甲9g（土炒），生僵蚕9g，桃仁泥9g，炒赤芍15g。

【功效】破滞通瘀，泄络搜邪。

【主治】昏迷之邪入厥阴证。

【用法】每日1剂，水煎，分2次服。

【经验】暑湿合邪，先伤阳分，病久及阴，阴阳两困，气停血滞，热邪夹湿不能外泄。深入厥阴与营血相结，所以神不清而昏迷默默，患者必有他证尪羸，或因失治，遂成痼疾，主客交浑，最难得解。薛生白仿吴氏三甲散，用柴胡引鳖甲入厥阴，以达阴中之邪，用桃仁引地鳖虫入血，以泄血分之邪，用僵蚕引穿山甲入络，以散络中之邪。匠心独运，可补辛香凉泄、芳香逐秽诸法的不逮。〔张镜人.昏迷的证治［J］.中医杂志，1981（7）：55-57〕

张镜人：导痰汤合苏合香丸加减

【组成】制半夏 9g，陈皮 9g，茯苓 9g，制胆南星 9g，干菖蒲 9g，枳实 4.5g，苏合香丸 1 粒。

【功效】辛温通窍，祛痰除湿。

【主治】昏迷之阴闭证。

【用法】水煎服，每日 1 剂，苏合香丸用温开水溶化冲入。

【经验】阴闭多由肝风骤起、痰湿阻滞所致。湿邪痰浊突受肝风逆壅，神机闭塞，故临床表现为霎时倒仆，不省人事，喉间痰涎上涌，口噤，两手握固。治以导痰汤合苏合香丸加减，方中制胆南星燥湿化痰、祛风散结，枳实下气行痰，制半夏功专燥湿祛痰，陈皮下气消痰，辅助制胆南星加强豁痰顺气之力，茯苓渗湿，干菖蒲、枳实化痰开窍。全方共奏燥湿化痰、行气开郁之功，气顺则痰自下降，晕厥可除，痞胀得消。配以苏合香丸加强化痰开窍之功。〔张镜人．昏迷的证治〔J〕．中医杂志，1981（7）：55-57〕

张镜人：清热化痰汤合至宝丹加减

【组成】生白术9g，茯苓9g，橘红5g，制半夏9g，陈胆南星3g，干菖蒲9g，枳壳5g，炒竹茹5g，炒黄芩9g，羚羊角4.5g（先煎），钩藤9g（后下），淡竹沥30g（分2次冲入），生姜汁4滴（分2次冲入），至宝丹1粒（温开水溶化冲入）。

【功效】辛凉开闭，豁痰潜阳。

【主治】昏迷之阳闭证。

【用法】每日1剂，水煎，分2次服。

【经验】阳闭是"痰火内发病心官"的证候。痰火内发，必然引动肝阳化风，风煽火炽，痰迷气闭，则猝然晕跌，神昏无知，口噤肢强。治以清热化痰汤，方中茯苓、生白术补气，橘红、制半夏、陈胆南星、炒竹茹化痰，炒黄芩泄热，干菖蒲通心，枳壳理气，生姜汁、淡竹沥通神明、祛胃浊，则内生诸病自渐愈矣。再加羚羊角、钩藤凉肝息风，清热解痉。配至宝丹清热开窍。〔张镜人.昏迷的证治〔J〕.中医杂志，1981（7）：55-57〕

张镜人：参附汤加减

【组成】红参 9g（另煎冲入），熟附块 9g，炙黄芪 9g，干姜 5g，炒白芍 9g，煅龙骨 15g，煅牡蛎 30g。

【功效】回阳温里，益气固脱。

【主治】昏迷之亡阳证。

【用法】每日 1 剂，水煎，分 2 次服。

【经验】亡阳多由汗、下过度，或虚人中脏，耗伤元阳所致。阳气浮越，不附于阴，故临床表现为神愦昏晕。《灵枢·通天》曰："阴阳皆脱者，暴死不知人也。"脏腑虚极，故目合口张，鼻鼾息微，手撒肢冷，汗出如油，大小便失禁。《杂病源流犀烛》曰："脱绝者何，经曰口开者心绝，手撒者脾绝，眼合者肝绝，遗尿者肾绝，声如鼾者肺绝，皆由虚极而阳脱也。"舌淡白，示气弱阳衰。脉微细，示真阳散败。方中红参大补元气，熟附块温阳救逆，炙黄芪、干姜分别加强补气、温阳之功，煅龙骨、煅牡蛎潜阳敛汗，炒白芍和营护阴。诸药合用，有回阳救逆、潜阳护阴之功。〔张镜人.昏迷的证治［J］.中医杂志，1981（7）：55-57〕

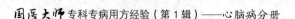

周仲瑛：四逆散加减

【组成】柴胡9g，枳实9g，生石膏30g，知母9g，甘草6g，广郁金15g，鲜石菖蒲15g。

【功效】清热（解毒）宣郁。

【主治】热厥。症见发热或高热，烦躁不安，神志淡漠，甚至昏聩，手足厥冷而胸腹灼热，口渴，小便赤少，舌红，苔黄燥干黑，脉沉数或细数。

【用法】每日1剂，水煎，分2次服。

【经验】阳盛阴虚者，病缘热毒内陷，阴伤热郁所致。治予清热（解毒）宣郁，抑阳和阴。方用四逆散加减和解表里，透达郁热，合白虎汤以清热生津。津气耗伤者，可予白虎加人参汤；若腑实热结，腹满便秘者，可配大承气汤急下燥热，保存阴津；热毒炽盛者，配黄连解毒汤以泻火解毒；腑实者加大黄、芒硝；热入营分者加水牛角片、牡丹皮、丹参；阴伤者加麦冬、五味子、生地黄。〔周仲瑛.全国著名老中医临床经验丛书·周仲瑛临床经验辑要［M］.北京：中国医药科技出版社，1998，58〕

周仲瑛：四逆汤加减

【组成】人参 10g，附子 10g（先煎），干姜 5g，炙甘草 10g。

【功效】回阳救逆。

【主治】寒厥。症见不发热，畏寒，体温过低或不升，肢体厥冷，冷汗淋漓，面色苍白，唇绀，气息浅促，倦卧，神志淡漠或昏昧，或见吐利而少尿，舌质淡白，脉微细或沉伏。

【用法】每日 1 剂，水煎，分 2 次服。

【经验】阴盛阳虚者，病缘阴寒内盛、阳气虚衰，治予回阳救逆。方用四逆汤加减，附子温命门之火而助心阳，得干姜则温阳散寒之功益彰，配甘草补正以安中，或加人参大补元气、回阳复阴，倍干姜以温阳通脉（通脉四逆汤）。阴盛格阳者可用白通加猪胆汁汤（葱白、干姜、附子、人尿、猪胆汁）反佐咸寒苦降；气短息促，汗冷如冰，脉微者，用参附龙牡汤，益气助阳，救逆固脱，常用药如附子、干姜、炙甘草、龙骨、牡蛎等；阴寒内盛者加肉桂；阳气虚衰，脉微欲绝，汗多，气促者，加红参、山茱萸益气固脱。〔周仲瑛.全国著名老中医临床经验丛书·周仲瑛临床经验辑要［M］.北京：中国医药科技出版社，1998，58〕

班秀文：柔肝宁神方

【组成】小麦 30g，百合 18g，太子参 18g，知母 9g，麦冬 12g，生地黄 9g，白芍 9g，丹参 15g，夏枯草 9g，五味子 5g，甘草 9g。

【功效】益气养阴，柔肝宁神。

【主治】郁厥。

【用法】每日 1 剂，水煎，分 2 次服。

【经验】班老认为郁厥系由于七情所伤，情志抑郁，以致气机不畅，脏腑功能失常，气血逆乱而形成的病变。病之根在于郁，病之始为实，但郁必伤气伤肝，肝为风木之脏，体阴而用阳，最易化燥生热，故郁久则伤血，气血俱亏损，证由实而虚，是本虚标实之变。故方取小麦、百合之甘平，以养胃柔肝、滋阴润肺而安心神，复伍太子参之甘苦微寒，既能补气养胃，又能清热养阴，三味同为本方之主药；配知母、麦冬、生地黄则滋阴清热之力尤宏；以白芍、五味子之酸与甘草之甘合用，以敛阴养血，平肝和胃；复佐以夏枯草之辛苦寒，丹参之苦而微寒，实取其散结解郁、行血导滞之功，并防之滋而腻也。〔班秀文.郁厥治验［J］.广西中医药，1983（3）：7-8〕

班秀文：温肾暖宫方

【组成】菟丝子 15g，当归身 9g，杭白芍 9g，覆盆子 9g，党参 15g，炒白术 9g，车前子 5g，女贞子 9g，茺蔚子 9g，巴戟天 9g，淫羊藿 15g，红枣 9g。

【功效】温肾暖宫，益气养血。

【主治】临交惊厥。

【用法】每日 1 剂，水煎，分 2 次服。

【经验】方中菟丝子、覆盆子、女贞子补肾益精，配淫羊藿、巴戟天以温补肾阳，党参、炒白术益气，当归身、杭白芍、红枣补血，再加车前子、茺蔚子清肝镇惊。班老认为首先要使患者对性生活有正确的认识，然后根据其病根之所在，采取不同的治疗方法。临交惊厥而平时心悸，倦怠乏力，宜用补养心气之法，以人参养荣汤加龙眼肉、酸枣仁、淫羊藿治之；平时头晕目眩，心悸气虚，身麻筋挛，经行错后，量少，脉象弦细，苔少，舌质淡，此属肝气虚怯，宜用益气养血之法，以圣愈汤加菟丝子、小茴香、淫羊藿治之；平时腰膝酸软，精神不振，性感冷淡，经行错后，量少，色淡，脉象虚细而舌质淡嫩，此属肾气不足，可用补肾益气之法，以还少丹去牛膝、茯苓、代赭石，加蛤蚧、党参、菟丝子、淫羊藿治之。

病症的发生，虽有心虚、肝虚、肾虚的不同，但肾藏精而为元气之根，故其治疗在选方上药用虽然有一定区别，但终归不忘于肾，所以菟丝子、淫羊藿之入肾之品，在所常用。〔班秀文.妇科奇难病论治［M］.南宁：广西科学技术出版社，2002，123〕

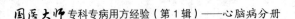

郭子光：益气通阳方

【组成】黄芪 30g，制附子 20g（先煎 1 小时），人参 10g，桂枝 15g，茯苓 30g，猪苓 20g，白术 20g，泽泻 15g，汉防己 15g，益母草 20g，丹参 20g，黄精 15g，麦冬 15g。

【功效】益气通阳。

【主治】顽固性心力衰竭。

【用法】每日 1 剂，水煎，分 2 次服。

【经验】郭老认为，本病凡具有格阳证，单纯用西药强心剂治疗，收效不佳，加用利尿剂又易伤气阴，而单纯使用辛温通阳法，效果也不好。因此，郭老提出益气通阳的基本治法，通阳则综合辛温通阳和利小便通阳二法，自拟出一个治疗本病的基本方。方中以黄芪、人参益气，以制附子、桂枝温通阳气，以茯苓、猪苓、泽泻、白术、汉防己利小便通阳气，佐以益母草、丹参活血化瘀，黄精、麦冬养阴生津。全方益气通阳而不燥浮火，通利小便而不伤气阴，用以治疗多例顽固性心力衰竭，效果颇佳。〔宋帮丽 . 郭子光治疗顽固性心力衰竭经验［J］. 山东中医杂志，2008，27（9）：630-631〕

路志正：真武汤合葶苈大枣泻肺汤加减

【组成】制附子 10g（先煎），茯苓 20g，生白术 15g，白芍 12g，干姜 10g，炒葶苈子 15g（包煎），杏仁 10g，人参 15g，桂枝 10g，五味子 3g，麦冬 10g，炙甘草 10g，大枣 5 枚。

【功效】温肾利水，泻肺平喘。

【主治】心力衰竭。

【用法】每日 1 剂，水煎，分 2 次服。

【经验】路老云："此乃肾阳虚衰，寒水射肺之证，恐有阴阳离决之兆，急宜温肾利水，泻肺平喘，以求挽救于万一。"方中首取真武汤意，附子大辛大热，归经入肾，以温壮肾阳、化气行水为主，水制在脾，故又配伍茯苓、白术健脾益气、利水渗湿为辅，配以白芍疏肝止痛、养阴利水；又取理中丸意，人参甘温入脾，以补中益气、强壮脾胃为主，由虚致寒，寒者热之，干姜辛热，温中而扶阳气，故以为辅，脾虚则生湿，以甘苦温之白术为佐，燥湿健脾，三药一补一温一燥，配伍甚当；路老在方中取葶苈大枣泻肺汤意，用葶苈子辛开苦降，气味俱厚，能宣肺降气，破滞开结，泻肺消痰，为除肺中水气贲满喘急之要药，辅以杏仁止咳平喘，宣肺降浊，用大枣味甘性温，归经入脾，一可补脾益气，生精养胃；二可缓和药性，调和诸药，为方中佐使药；取生脉饮意，人参生津，麦冬养阴生津，五味子敛肺止汗而生津，三药合用，一温补，一清养，一收敛，共成益气生津、回阳救脱、滋阴复脉之剂；最后取桂枝汤意，桂枝既可温通经脉，透达营卫，畅利血脉，且又能温阳止痛，化气行水，辅以白芍敛阴和营，使桂枝辛散而不伤阴，二药同用，一散一收，调和营卫，燮理阴阳，干姜助桂枝以疏表散邪，大枣助白芍以和营达卫，共为佐药；炙甘草调和诸药为使。诸药配伍，共成燮理阴阳、调和营卫之功。〔高尚社.国医大师路志正教授辨治心力衰竭验案赏析〔J〕.中国中医药现代远程教育，2012，10（10）：4-6〕

颜德馨：厥脱返魂汤

【组成】附子 15g，干姜 4.5g，炙甘草 9g，党参 12g，麦冬 9g，五味子 6g，丹参 30g，川芎 9g，红花 9g，菖蒲 9g，降香 30g，黄芪 30g，万年青 9g。

【功效】通阳益气，开凝破结。

【主治】急性下壁心肌梗死、心源性休克。

【用法】每日 1 剂，水煎，分 2 次服。

【经验】三焦气机逆乱可使人体上下不能宣达，内外不能通调而致脏腑失和，阴阳失谐，气血乱淆，主客交涴。气乱于内，厥见诸外。调畅营卫是针对三焦气机闭阻而设，三焦为气机升降之枢纽，水津运行之道路，依赖营卫两气宣化以主持其功能。休克期，从营卫相干到营卫不利，血不利则为水，水湿瘀血等病理产物的堆积更加加重气机的阻塞，最终导致阴阳不相顺接。营卫不利，出入升降之机孤危之际，唯有振奋胸中大气，阴霾一散可望营卫渐通，阴阳来复。方中以四逆汤温中祛寒，回阳救逆；生脉汤养阴生津，补气生脉，配黄芪增强益气之功；丹参、川芎、红花、降香活血通经；菖蒲豁痰开窍；万年青清热解毒。故用之抢救，每能起死回生，取名"返魂"，本诸"气复返则生"大旨。〔颜德馨.中国百年百名中医临床家丛书·颜德馨〔M〕.北京：中国中医药出版社，2001，58-59〕

颜德馨：通脉四逆汤加减

【组成】淡附片9g（先煎），桂枝9g，麦冬9g，黄芪15g，党参15g，生地黄15g，干姜6g，五味子6g，菖蒲6g，青葱1.5g，炙甘草3g。

【功效】助阳配阴，祛寒通脉。

【主治】病态窦房结综合征。

【用法】每日1剂，水煎，分2次服。

【经验】颜老认为，通脉四逆汤为治疗少阴虚寒重症的方剂，方中干姜较四逆汤中所用增加一倍，附子也选大者，温阳散寒力宏，配以甘草甘缓益气，药简力专，诚为回阳通脉之良方。《伤寒论》谓："少阴病，下利清谷，里寒外热，手足厥逆，脉微欲绝，身反不恶寒，其人面色赤，或腹痛，或干呕，或咽痛，或利止脉不出者，通脉四逆汤主之。"并指出药后若"其脉即出者愈"，表明此方对脉微欲绝或脉不出者有良效，故仲景以通脉名之。病态窦房结综合征所表现的脉象如沉、迟、涩、结、代等当属通脉四逆汤证，病机则为阳气衰惫，寒凝血脉，立法务必峻补阳气，逐寒通脉，方用通脉四逆汤大辛大热之剂，意在离照当空，阴霾自去，则脉复出。如神疲短气者，加党参、黄芪以补气；舌红口干者，加麦冬、五味子以养阴；胸闷不舒者，加郁金配菖蒲以开郁。〔佘靖.碥石集（二）〔M〕.北京：中国中医药出版社，2001，69〕